篠原出版新社

業務フローモデルを用いた手術室業務の質保証 -2-

――腹腔鏡下胆嚢摘出術・幽門側胃切除術・
緊急帝王切開術を例として――

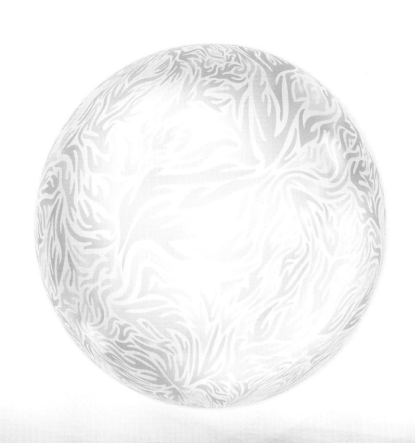

公益社団法人全日本病院協会
医療の質向上委員会 質保証プロジェクト
手術室業務の質保証
◎編著　飯田修平・成松 亮

Contents

目次　1
序　3
はじめに　4

第1章　研究の経緯 ·· 7

第2章　医療および手術室業務の特徴 ················· 9

2.1　医療の特徴　9
2.2　研究対象として手術室業務を選択　9
2.3　手術の特徴　9
2.4　手術室の業務フローモデルの開発　10
2.5　研究対象とする術式の選定　10
2.6　手術と麻酔の関係　10
2.7　業務プロセスの類型　10

第3章　業務フローモデルの開発 ······················· 12

3.1　アクティビティ図の概要　12
3.2　業務フローモデル開発の前提　14
3.3　各術式のプロセス　15
3.4　麻酔科医の業務プロセス　17

第4章　3術式の業務フローモデル ····················· 24

4.1　業務フローモデルの全体像　25
4.2　共通プロセス　26
4.3　腹腔鏡下胆嚢摘出術 固有プロセス　49
4.4　幽門側胃切除術 固有プロセス　76
4.5　緊急帝王切開術 固有プロセス　93

おわりに　105
参考文献　106
研究組織　107

序

　このたび昨年の6月に出版した『業務フローモデルを用いた手術室業務の質保証—腹腔鏡下胆嚢摘出術の安全確保—』および『業務フローモデルを用いた薬剤業務の質保証—入院注射業務の比較・検討—』に続き，さらに研究を進め，本年，本書と『業務フローモデルを用いた薬剤業務の質保証—入院注射業務の比較・検討（第2報）—』を発刊することとなりました.

　全日本病院協会は，国民に安全で質の高い医療を医療人が誇りと達成感を持って提供できるような環境整備を行う事を目的に活動をしており，医療の質向上委員会では，医療の安全確保のために，平成12年から，業務フロー図を業務分析，業務改善の方法・道具として選定し，研究を継続しております.

　これらの研究は，"研究の経緯"にも記されている通り，厚生労働科学研究費補助金，医療の質向上委員会活動費，全日病総研研究費等によって継続してきており，昨今，医療現場では，チーム医療の推進とともに，人材不足も相まって業務の効率化・合理化が求められ，院内の様々な業務の見える化はどの病院にとっても検討すべき事項です.　見える化の第一歩が業務フロー図の作成であり，本書では手術室業務を取り上げておりますが，職員教育の場面においても有効に活用いただけると存じます.

　また，今年度の診療報酬改定では，医療安全対策地域連携加算が新設され，より一層の医療安全の担保の重要性が打ち出されております.

　今後，ますます医療安全に関する関心が高まることをふまえ，昨年，本年と出版した4冊を用いて，病院の安全確保に努めていただき，病院運営に役立てていただければ幸いです.

　本書発刊にあたり，医療の質向上委員会，および質保証プロジェクトの皆様の精力的な熱意による研究に敬意を表します.

　平成30年3月

公益社団法人全日本病院協会会長
猪口雄二

はじめに

医療は安全確保が強く求められる分野である．しかし，医療事故をゼロにすることは困難である．なぜならば，医療は，不具合を持ち，刻々と状態が変化する患者に，臨機応変に対応しなければならず，極めて複雑で，非定型の，侵襲行為・危険行為であるからである．したがって，危険を軽減するための体系的取り組みが必須である．安全確保は，継続的な医療の質向上に基づく地道な努力の積み重ねによってしか実現できない．

医療の質保証を目的に，全日本病院協会に医療の質向上委員会を設置し（2000年），その中に質保証プロジェクトを設置して活動を継続している．質保証プロジェクトの対象として，当初は，病院の業務全般の業務フローモデルを開発して検討した．近年は，その中でも，特に，薬剤と手術室の2つの業務を選択して詳細に検討した．その理由は，医療事故の頻度・重要度ともに高いにも拘わらず，業務が多様，複雑かつ広範で，解決が困難であり，基本的かつ系統的な分析が必要であるからである．

最も効率的かつ効果的な問題解決法は，迂遠に見えるが，基本に立ち返り，品質管理手法を体系的に用いて，業務を詳細に分析することである．具体的には，業務フロー分析（業務工程表・業務フロー図作成），特性要因図による問題抽出とその要因分析，根本原因分析（RCA：Root Cause Analysis），故障モード影響解析（FMEA：Failure Mode and Effects Analysis）等を目的に応じて選択し，併用する必要がある．

業務フロー分析がすべての基本であり，最重要事項である．業務の基本的かつ系統的な分析には，対象の業務フローを作業レベルまで洗い出し，業務工程表，次いで，業務フロー図を作成する必要がある．

業務フロー図とは，職種〈役割〉毎の業務を時系列に並べ，ヒト，モノ，帳票，情報の流れを可視化した図である．職種間・担当者間・部署間の人・物・情報の流れを一覧して把握できるので，ムリ・ムダやハイリスク業務を特定でき，現状の問題点が明らかになる．インシデント・アクシデント事例分析にも有用である．このように，現状把握，リスク評価，要因分析・原因究明に有用である．

つぎに，業務フロー図の時間軸に沿って，役割分担毎に，担当者の業務・作業の目的・機能をそれぞれ抽出する．これは，FMEAの作業の一部と同じである．具体的行為の粒度まで詳細に業務を洗い出し，単位業務毎の目的・機能を抽出する必要がある．この作業は，極めて重要である．これを疎かにすると，種々の問題を惹起し，また，問題が発生した場合に，その要因や原因を究明しがたくなる．

筆者等は，2003年から，医療機関の業務プロセス改善の視点から，情報システムの役割を含めた医療の安全確保・質向上について調査・研究している（研究の経緯を参照）．

昨年度は，『業務フローモデルを用いた薬剤業務の質保証―入院注射業務の比較・検討―』，『業務フローモデルを用いた手術室業務の質保証―腹腔鏡下胆嚢摘出術の安全確保―』を成果として出版した．

本年度も，全日病総研研究費により，本書と『業務フローモデルを用いた薬剤業務の質保証―入院注射業務の比較・検討（第2報）―』を同時に出版することができた．

本研究では，部門内の業務プロセスを業務に反映できる粒度まで詳細に検討した．業務フロー図はUML（Unified Modeling Language）のアクティビティ図（activity diagram）で記述した．この考え方と記法を理解すれば，医療従事者にも利用可能である．

業務フローを可視化することで，研修医や新人看護師等が，多職種間の情報交換の時・場・理由（TPO）等を理解できる．さらに，インシデント・アクシデント解析に利用し，医療安全上の陥穽を把握し，質・安

全管理，リスク管理，データ管理等の実務担当者を支援し，医療の質向上と安全確保に資することができる．

　典型的な手術室業務の腹腔鏡下胆嚢摘出術・幽門側胃切除術・緊急帝王切開術の3術式の業務フローモデルを開発した．疾患の病期や併存疾患，術式および緊急性など，様々な要因により準備や実施の手順が異なる．しかし，この3術式に，一般的な手術の基本要素が含まれているので，手術の業務フローモデルの表現方法を理解すれば，どの病院においても，他の手術においても，また，他の業務を可視化する場合にも有用である．

　本書の読者の対象には，手術室業務に関係する外科系医師・研修医，手術室看護師，および，医療安全管理者等を想定している．研修医や新人看護師のみならず，他病院から転職し，あるいは，他部署から異動した職員等が，業務フローを認識するための資料となる．

　筆者らは，共通認識に基づき，これらの研究を17年間にわたり継続している．ようやく，国内外において，業務フローモデルに基づく検討の重要性が認識されるようになった．この時期に，本書を出版できることを，ご協力・ご支援いただいた組織や個人，特に，手術室業務質保証プロジェクトに参加していただいた病院と医師・看護師等の皆様に感謝したい．特に，練馬総合病院の小谷野圭子（質保証室），栗原直人（外科医），田邊清男（産婦人科医），竹内晴彦（麻酔科医），西川千春（手術室看護師）の諸氏には，業務フロー図作成および見直しにご協力いただいた．成松亮様には，繰り返す業務フロー図修正への対応に適切に対応いただいた．感謝申し上げる．

　また．適切なご助言をいただいた，篠原出版新社の井澤泰様に感謝申し上げる．

　まだ．課題が山積しており，継続的質向上が必要である．ご意見があれば全日病事務局にご連絡いただきたい．

　本書が，医療の質向上と安全確保を目指す，多くの方々の参考になることを期待する．

平成30年3月

公益社団法人全日本病院協会医療の質向上委員会委員長
公益財団法人東京都医療保健協会練馬総合病院理事長・院長
医療の質向上研究所所長
飯田　修平

第1章　研究の経緯

　本研究を，全日本病院協会（全日病）医療の質向上委員会，全日病総研研究費および厚生労働省科学研究費補助金事業等による研究の成果に基づいて行った．なお，この間，研究費の有無にかかわらず，医療の質向上委員会の活動として研究を継続した．

　医療の質向上委員会の質保証プロジェクトでは，薬剤業務質保証と，手術室業務質保証の二つのプロジェクトを並行して実施した．本章では，手術室業務質保証プロジェクトの研究経緯を要約する．

1．全日病医療の質向上委員会に「病院情報システム（HIS）基本要件検討プロジェクト」（2000年）を設置し，病院側（委員会委員病院・医療政策研究者）と情報システム提供側（保健医療福祉情報システム工業会：JAHIS）で，HISの基本要件を検討した．HIS導入・開発には多くの問題が発生しており，導入病院と開発側の相互に不満があった．不満を言い合っても解決しないので，両者が，解決に向けて基本要件の共同研究を開始した．HISの基本要件を検討し，HIS導入時の留意事項を『病院情報システム導入の手引き』として出版した．
　この研究を契機に，以下を実施した．

2．厚生労働省科学研究費補助金事業「電子カルテ導入における標準的な業務フローモデルに関する研究」（2003，2004年度）では，UML（Unified Modeling Language：統一モデリング言語）のアクティビティ図を用いた．HISを構築する際に，要求仕様の記述が必須である．UMLは開発側と病院側の共通言語として有用である．
　病院の外来受付から，入院，退院までの病院業務プロセス全体について，アクティビティ図を用いて，HIS構築に必要な粒度で業務フローモデルを開発し，記述した．その成果を『電子カルテと業務革新—医療情報システム構築における業務フローモデルの活用』として出版した．

3．厚生労働省科学研究費補助金事業「医療情報システムを基盤とした業務フローモデルによる医療の質と安全性の評価に関する研究」（2005，2006年度）では，処方から調剤を経て投薬に至る薬剤に関する一連の業務プロセス，ならびに手術の計画から実施や術後の観察・処置に至る手術関連の業務プロセスを検討した．

4．上記研究（1～3）では，情報システム構築を目的に，外来および病棟の他部門との連携を含む一般共通の業務を検討した．しかし，部門内業務の詳細は検討していなかった．質向上・安全確保のためには重要業務をさらに詳細な粒度で検討する必要がある．
　そこで，重大な医療事故が発生しやすい，薬剤業務と手術室業務の二つを選択し，医療の質向上委員会の質保証プロジェクトとして，詳細な粒度で業務フローを検討した．

5．手術室内の業務フローは複雑であり，今までは，ほとんど検討されておらず，業務フローモデルを用いた手術手技を含む検討はない．
　厚生労働省科学研究費補助金事業「手術室における多職種間の連携を担保する業務プロセスの再構築によるリスク軽減と評価方法の確立と質保証に基づく安全確保に関する研究」（2009，2010年度）では，安全確保を目的に，

部門内の業務フロー，特に，手術室内の業務フローを，具体的術式に関して医療従事者の行動レベルまで検討した．広範囲胃切除術，腹腔鏡下胆嚢摘出術，緊急帝王切開術の3術式を選択した．術式の選択理由は，この3術式で，外科的手術の基本的要素をほぼ包含しているからである．

手術室内の業務プロセスをアクティビティ図での業務フローモデル（Enterprise Model）により可視化した上で，これを基盤として故障モード影響解析（FMEA：Failure Mode and Effects Analysis）の手法を使って分析し，手術におけるリスクの洗い出しとそれに対する安全確保対策を検討した．

6. 厚生労働省「多職種協働によるチーム医療の推進事業」（2013，2014年度）では，過去に開発した業務フローモデルと書き方を普及するために，会員病院，非会員病院を対象に，業務フロー図作成講習会を開催した．

7. 厚生労働科学研究費補助金事業「業務フロー図に基づく医療の質向上と安全確保を目指した多職種協働チームの構築と研修教材・プログラム開発に関する研究」（2014，2015年度）で，研修プログラムおよび教材を開発した．薬剤業務フロー図を医師，薬剤師，看護師等が作成できるように，業務フロー図作成支援ツールを開発し，各病院の業務フロー図事例等を収集した．

これらの成果に基づいて，『業務工程（フロー）図作成の基礎知識と活用事例』を出版した．

8. 2014-2017年度全日病総研の研究費事業「手術業務及び薬剤業務における多職種間の連携を担保する業務プロセスの再構築によるリスク軽減と評価方法の確立と質保証に基づく安全確保，に関する研究」を受託した．研究成果を『業務フローモデルを用いた手術室業務の質保証―腹腔鏡下胆嚢摘出術の安全確保―』，『業務フローモデルを用いた薬剤業務の質保証―入院注射業務の比較・検討―』として出版した．前者は，先行研究の3術式の中の腹腔鏡下胆嚢摘出術を，安全確保の観点から，さらに詳細に検討したものである．

9. 2017年度の活動として，上記1～8の手術室業務質保証プロジェクトの研究成果を基に，検討を加えて修正追記し，再構成したものが本書である．

当初は，広範囲胃切除術，腹腔鏡下胆嚢摘出術，緊急帝王切開術の3術式に関する成果と，2016年度に詳細に検討した腹腔鏡下胆嚢摘出術の成果の様式を統一して再構成することは，比較的容易と考えていた．

しかし，1．～5．の研究を実施した時（2000～2010年度）と，現在とは種々の状況や考え方の変化があった．すなわち，業務フローモデルの記法の考え方，手術術式等に関連する事柄である．たとえば，用語の使い方もあるが，「広範囲胃切除術」と呼んでいた術式は，「幽門側胃切除術」に変わった．そのままでは，不具合が生じることが分かった．したがって，腹腔鏡下胆嚢摘出術，幽門側胃切除術，緊急帝王切開術のすべてのアクティビティ図を再度，見直し，全面改訂，一部修正，新規作成した．当時と現在では，協力いただいた，外科医，産婦人科医，麻酔医，手術室看護師は必ずしも同じではない．

現在の標準的手術や考え方に基づいて見直した．そのため，これまでの成果物（報告書）のプロセス概要図の順番や各プロセス名，プロセス内容を大幅に変更した．

第2章 医療および手術室業務の特徴

2.1 医療の特徴

医療の特徴は，以下のとおりである．

①不安全行為，危険行為である．

②だからこそ，国家資格によって専門分化，分業化し，業務独占，名称独占がある．

③不具合を訴えて来院する患者の状態変化に受動的に対応する．

④患者の状態は一律ではなく，治療に対する患者の反応も一律ではなく，不確実である．

⑤対応と反応は複雑である．業務も，多職種が多部署で並行して実施するなど複雑である．

⑥患者毎，状態毎に個別対応が必要である．

⑦修正，変更，追加は常であり，非定型業務が多い．

⑧疾病は前触れ無く発症し，急性疾患では緊急対応を要する場合が少なくない．

⑨住居地に近い医療機関を受診することが多く，地域性が強い．

⑩対象（患者）は老化，寿命という"経年劣化"の生物の特徴を持つ．

すなわち，均一で良い材料を厳選できる製造業と異なり，対象のばらつきが多く，不良への対応が本質である．危険行為，不安全行為，侵襲行為である．

2.2 研究対象として手術室業務を選択

医療機関には，医師，看護師，薬剤師，検査技師，放射線技師，理学療法士，作業療法士，言語聴覚士，臨床工学技士，栄養士など，多くの専門的技術を持つ職種による固有の業務プロセスが存在する．その中でも，手術は専門知識と技術が求められる治療法である．

本研究の対象として，医療機関のさまざまな業務プロセスのうち，特に専門性が高く，かつ，そ

の質と安全性が患者に対して直接的に大きな影響を与える手術室内における業務プロセスを選択した．

医療行為の中で，最も複雑，非定型，危険な手術室内の業務プロセスを検討することにより，他の医療行為に適用することは，比較的容易である．

2.3 手術の特徴

医療の質向上と安全確保の視点から，医療機関における業務プロセスを可視化し，業務の再構築を試みた．その一環として，特に患者に対する影響の大きい手術に関して，多職種連携により成り立つ業務プロセスを可視化し，安全確保の観点から分析した．

治療においては，まず，疾病の存在，疾病の性状（悪性か良性か，限局性か全身性か），疾病の進展範囲，進行度，併存疾病の有無と程度，全身状態，治療の適用（内科的治療か外科的治療か）等々を診断する必要がある．

手術は，大きな侵襲を伴う医療行為であり，結果として，好ましくない結果を生じる可能性がある．したがって，その適用決定には，極めて慎重でなければならない．

患者の状態の変化に柔軟に対応するために多職種が協働することが，医療の特徴である．特に，手術ではそれが顕著であり，職種間，担当者間の連携が極めて重要である．患者の状態が時々刻々変わり，迅速に対応しなければならないからである．

手術の基本に関する詳細は，『業務フローモデルを用いた手術室業務の質保証―腹腔鏡下胆囊摘出術の安全確保―』（第1章）を参照いただきたい．

2.4 手術室の業務フローモデルの開発

手術室の業務プロセスをアクティビティ図での業務フローモデル（Enterprise Model）により可視化した．先行研究では，これを基盤として分析し，手術におけるリスクを洗い出し，それに対する安全確保対策を検討した．

本研究の対象は，患者の手術申込みから，麻酔導入，執刀，麻酔覚醒，手術室退出，術後訪問に至る一連の手術室業務プロセスである．これらを胆嚢結石に対する腹腔鏡下胆嚢摘出術，胃癌に対する幽門側胃切除術および緊急帝王切開術について検討した．

業務プロセスの記述は，全日病会員病院の各専門領域の医師や看護師等の職員からの情報をもとに逐次一定書式のシートに記述して整理した上で，UML（Unified Modeling Language）のアクティビティ図を用いて可視化した．

2.5 研究対象とする術式の選定

手術の業務プロセスについては，前項で述べた手順で業務フローモデルを開発した．手術室内部の業務プロセスは，医師を中心とする手術チームによる極めて高度な技術・知識水準を前提にした作業が中心である．医療の質および安全性を確保するためには，この業務プロセスをさらに詳細化して分析する必要がある．

そのためには，「開腹プロセス」や「全身麻酔覚醒プロセス」などの，より具体的な個々の作業の粒度で分析する必要がある．それを実現するには具体的な術式に対して詳細にプロセスを展開する必要がある．

研究成果をより広い分野で活用するためには，多くの術式のプロセスを展開することが望ましいが，研究に費やす時間と費用の関係から，いくつかの術式を選択して分析せざるを得ない．

そこで，本研究では成果の効果的な活用を考慮し，少ない術式でできるだけ多くの共通の行為を分析できるという視点から「腹腔鏡下胆嚢摘出術」，「幽門側胃切除術」および「緊急帝王切開術」を選定し，分析した．

術式の選択の理由は，前2者は腹部の一般的な手術であり，手術例数が多く，広く普及しているが，合併症防止策が求められていること，後者は緊急手術の代表であり，安全確保に関して大きな社会問題となっており，喫緊の課題であるからである．

2.6 手術と麻酔の関係

「2.1 医療の特徴」で，医療は危険行為，侵襲行為であると述べた．その中でも，特に，手術は，疼痛を伴う侵襲的行為，危険行為であり，麻酔が必要である．麻酔には，鎮痛だけではなく，鎮静，筋弛緩，全身管理としての意義がある．

手術術式と患者の状態に応じて麻酔法を選択する．

本研究の対象とした3術式では，腰椎麻酔や硬膜外麻酔を併用する場合があるが，基本的には全身麻酔を選択する．したがって，本研究では，全身麻酔の業務プロセスを分析した．

手術の業務プロセスには，執刀医，麻酔科医，助手，看護師等が情報や物の受け渡しをして連動する場合と，患者の状態の変化にそれぞれが独自に対応する場合がある．

特に，麻酔科医には，麻酔導入，麻酔維持，バイタルサインの経時的把握，覚醒等，手術中の決まった業務プロセスがある．また，患者の状態の変化に応じて対応する（イベント駆動型）役割がある（第3章参照）．イベント駆動型の対応においても，執刀医，助手，看護師等と情報共有あるいは連携する場合が多い．たとえば，血圧低下時に，麻酔科医が執刀医に手術操作の一時停止を依頼することがある．

また，執刀医が手術操作をするために，麻酔科医に人工呼吸換気の一時停止，胃管の位置変更，あるいは，手術台の傾斜変更等を依頼することがある．

これらのあらゆる場合を業務プロセスに記述すると煩雑になり，一覧しにくくなるので，メモに記述するか，あるいは，重要な行為以外は記述しないこととした．

2.7 業務プロセスの類型

医療の業務プロセスは複雑であり，特に，手術

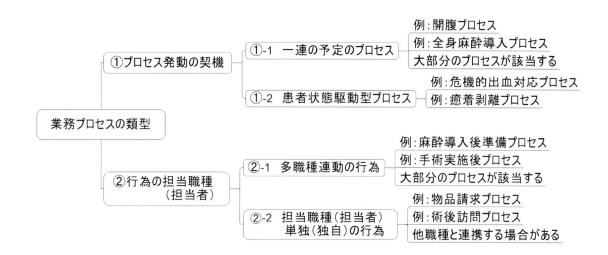

図2.1　業務プロセスの類型

　業務プロセスは極めて複雑であり，全体像を把握することは困難である．業務プロセスの特徴を理解しやすくするために，手術業務プロセスを類型化して提示する（**図2.1**）．

　業務プロセスは，①プロセス発動の契機と，②行為の担当職種（担当者）による類型の区分がある．前者は，①-1 一連の予定のプロセスと，①-2 患者状態（イベント）駆動型プロセスの類型がある．後者は，②-1 多職種連動の行為と，②-2 担当職種（担当者）単独（独自）の行為の類型がある．

　すなわち，①プロセス発動の契機による類型では，

- ①-1 一連の予定のプロセスとして，開腹プロセスや全身麻酔導入プロセスを例に，執刀医，助手，麻酔科医，看護師等が相互に情報やものを受け渡して連動して行動する場合と，
- ①-2 患者の状態の変化に対応する（イベント駆動型）プロセスとして，危機的出血対応プロセスや癒着剥離プロセス等がある．

　また，②行為の担当職種（担当者）による類型では，

- ②-1 多職種連動の行為として，麻酔導入後準備プロセスと手術実施後プロセスと，
- ②-2 担当職種（担当者）単独（独自）の行為として，手術室看護師の物品請求プロセスと麻酔科医の術後訪問プロセスがある．

第3章 業務フローモデルの開発

3.1 アクティビティ図の概要

本書では業務フローモデルにおける行為のふるまいをUML（Unified Modeling Language：統一モデリング言語）のアクティビティ図で記述する．アクティビティ図の規約の詳細は専門書籍に譲るが，ここでは本書を理解していただく上で必要な最小限の知識について触れる．

アクティビティ図は以下の形式で記載し，主に，縦方向に時間の経緯を，横方向に登場人物を示すオブジェクト／ロールを配置する．アクティビティ図としては横方向に時間の経緯を記す方法もあるが，本書では縦方向に記すこととする．

(1) アクティビティ図

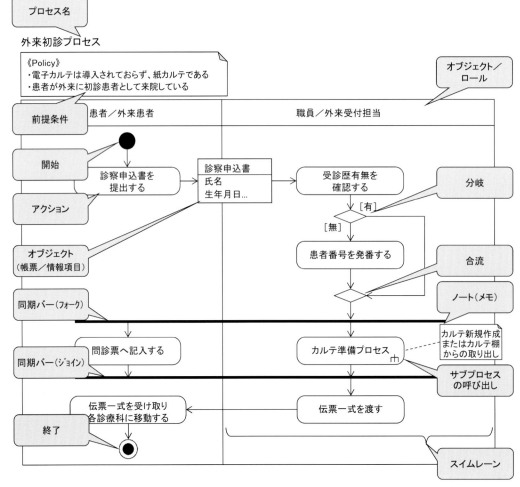

図3.1 アクティビティ図の例

(2) アクティビティ図を構成する要素

本書のアクティビティ図に使用する要素を以下に示す.

表3.1 アクティビティ図に用いられる要素

記 号	意 味	説 明
プロセス（名） （図3.2参照）	プロセス （業務，工程）	業務フローモデルを構成する業務の単位．各プロセスには固有の名称（プロセス名）を付け，他から参照することがある．
オブジェクト （図3.2参照）	登場人物 （アクター）	必ずしも人には限らない．ロールで表現できれば省略しても良い． ex.）薬剤師／監査担当　→　監査薬剤師
ロール （図3.2参照）	役割	登場人物（アクター）がどのような役割を果たすかを示す． 役割は正式な職種名である必要はない．ex.）運搬係，記録担当
スイムレーン （図3.2参照）	記述領域	ロールで示された役割の人が実行する行為等を記述する領域．
●	開始 (Initial)	プロセスを開始するノード．プロセスには必ず1つだけの開始ノードが存在する．
◉	終了 (Activity Final)	プロセスを終了させるノード．プロセスが途中で分岐した場合は複数の終了ノードが存在し得る．
→	制御フロー	アクション間の流れ，状態の変化を示す．
アクション名	アクション （行為）	当該ロールが実行する行為を示す．
プロセス名	サブプロセスの呼び出し	別のプロセスを呼び出すもので，長円形に呼び出すプロセス名を記載し，プロセス名であることを示す記号を付ける．
イベント名	イベントの受信	発生する可能性のあるイベント（できごと）の待機・受付を示す．イベント発生の対象となる領域は破線で囲まれる．
◇[条件1][条件2]	分岐	条件によってフローが変わる場合に使用する．[ ]内に記載する分岐条件にしたがって必ずどれか1つを選択する．
◇	合流	複数のフローが合流して，1つの流れになる場合に使用する．
━	同期バー （フォーク）	複数の処理が併行して行われる場合に，フォークとジョインの組み合わせで，または単独で使用する．
━	同期バー （ジョイン）	併行して行う処理を同期させる場合は両者を使用し，同期の必要がない場合はフォークのみとし，ジョインは使用しない．
《Policy》	前提条件	プロセスを開始する前提条件．
（ノート）	ノート （メモ）	各要素に対して注意書き・補足を記載するもの．
帳票名等 情報項目	オブジェクト （帳票名/情報項目）	登場する帳票等を表す．情報項目セットを示すオブジェクト名（帳票名）と内容を記載する．

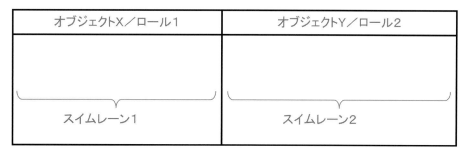

図3.2 アクティビティ図を記載する形式

3.2 業務フローモデル開発の前提

本書では，このアクティビティ図の記法を使って，以下のように手術の術式の業務フローモデルを開発した．

多くの場合，事前のカンファレンスにより，患者の状態に応じて手術計画を立てる．これに基づき，必要な機器，機材，要員等を準備する．手術チームのメンバーに手術の方針や注意事項等を伝達し，それぞれの役割に基づいて情報収集や準備作業などをして手術に臨む．手術の進行については執刀医が，患者の全身管理については麻酔科医が，それぞれの方針および判断を中心に展開する．常に，執刀医，麻酔科医，看護師等が情報を共有し，連携することが重要である．

これを踏まえ，第2章に述べた3つの術式に関して経験の豊富な外科医，産婦人科医が業務プロセスを記述し，その業務プロセスを体系的に整理した．また，複数の外科医，産婦人科医，麻酔科医，手術室看護師が評価して，汎用性，網羅性を確保する方法で可視化した．実際の臨床現場における業務プロセスについては，その時の状況や環境，制約条件，あるいは技術や設備・用具等の進歩により大きく変化する可能性がある．

病院毎あるいは医師毎に方針や考え方が異なるので，3術式共に複数の病院で検討した後に一般化したものである．現時点で一般的に使用されるそれぞれの行為・行動のパターンをできるだけ網

表3.2 前提とした各術式の業務プロセス

術式の種類	前提条件
共通事項	・手術が必要と判断した患者に適用する ・臨床工学技士，薬剤師は本プロセスのスコープ内では関与しないが，設備や薬剤の準備など，スコープの外側では関与する ・手術室で麻酔導入から覚醒まで行う
腹腔鏡下胆嚢摘出術	・術前検査等で腹腔鏡下胆嚢摘出術が可能と判断している
幽門側胃切除術	・進行胃癌であり，幽門側胃切除術で根治術可能であると判断している ・リンパ節郭清を要する ・自動吻合器を使用する
緊急帝王切開術	・胎児機能不全（胎児モニタ異常），前置胎盤（大出血開始後），常位胎盤早期剥離，臍帯脱出等で予定外の帝王切開術を要する状態である ・小児科医は術中に母胎・胎児の状態を把握し，処置方法を確定する ・助産師は術中に母胎・胎児の状態を把握し，対応方法を確定する

表3.3 ロールの定義

オブジェクト／ロール		業務の内容
医師		患者に対して診察，および，手術を含む治療を行う
	外来・病棟担当医	外来または病棟の医師で，その患者の治療を受け持つ
	執刀医	中心となって手術を進行し，施術・執刀する
	助手	執刀医を補助する
	カメラ助手	腹腔鏡下手術においてカメラの操作を担当する
	麻酔科医	麻酔の適用・管理ならびに全身状態を管理する
	麻酔科部長	部門長として麻酔科を取り纏める
	小児科医	胎児・新生児のリスク判定・処置・治療を担当する
看護師・助産師		手術室において手術の進行に携わり，執刀医を補助する
	手術室看護師	手術部門に属する看護師で，手術に携わる
	手術室リーダ看護師	手術室看護師の中でリーダとして取り纏める
	器械出し看護師	執刀医が必要とする器械を準備し，術中に手渡す
	外回り看護師	術野に直接関わらない分野で医師，器械出し看護師等を補助する
	助産師	母胎・胎児・新生児のリスク判定，処置，治療を担当する

羅するという視点から，特に触れておく必要があると思われるものを除き，特殊な行為・行動は業務プロセスに加えない方針とした．

（1）業務プロセスの前提

対象とする各術式を表3.2の前提で行うものとする．

（2）ロールの定義

これらのプロセスに登場するオブジェクト／ロールを**表3.3**のように定義する．

（3）行為（アクション）の記載

すべての行為を記載すると煩雑になり，理解しづらくなるので，本書では，業務プロセスを表現する際に読みやすさなどを考慮し，以下の方針で記述した．

・アクター（登場人物）間で手術器材等のモノを手渡したり，情報を伝達したりする場合，「渡す」「言う」行為は記載するが，「受け取る」「聞き取る」行為は，受け取り側に特殊性がある場合など，特に着目すべき場合を除き，記載しない
・原則として，患者や装置，情報システム等の設備はアクターとして定義しない
・用語は一般的名称で記載し，商品名や施設特有の呼び名は極力使用しない

3.3 各術式のプロセス

（1）3術式のプロセス

これらの方法で3術式のプロセスを検討し，業務フローモデルを開発した．

3術式の具体的な業務フローモデルは第4章に掲載する．

（2）3術式のプロセス構成

3術式がどのようなプロセスで構成されているかを整理し，それぞれの関係が分かるように一覧化した．これにより，今後，今回開発した業務フローモデルを応用して他の手術の業務フローモデルを検討する参考にしていただきたい．今回の3

術式の業務フローモデルの開発では，ある一連の行為群がプロセスとして他の手術でも使用できるか否かの視点で整理し，そのプロセスが当該手術固有のものか共通に使用するものか（グレー部分）を切り分けた（**図3.3**）．

※ ⬭ は3術式に共通のプロセス（術式によっては使用しないものを含む）

	腹腔鏡下胆嚢摘出術	幽門側胃切除術	緊急帝王切開術
準備段階	共通プロセス　※あらかじめ計画し、十分に準備する時間がある手術 （12プロセス） ・手術申込プロセス ・手術室・設備確定プロセス ・手術計画プロセス ・術前訪問プロセス ・手術要員確定プロセス ・薬剤請求プロセス ・物品請求プロセス ・手術室準備プロセス ・患者入室プロセス ・全身麻酔導入プロセス ・麻酔導入後準備プロセス ・手術開始プロセス		**緊急帝王切開術固有プロセス** ※緊急で予め準備ができない手術 （2プロセス） ・患者緊急受入プロセス ・消毒ドレーピングプロセス ※緊急帝王切開術では下記のみ使用 （再掲） ・全身麻酔導入プロセス ・手術開始プロセス

手術実施段階

腹腔鏡下胆嚢摘出術固有プロセス
（25プロセス）

・臍部癒着確認　　・胆嚢切除
・ポート挿入(臍部)　・胆嚢収納(1)
・気腹　　　　　　・腹腔内洗浄
・カメラ挿入　　　・ドレーン挿入
・腹腔内観察　　　・胆嚢収納(2)
・ポート挿入(鉗子用)・閉創
・手術台調整　　　・胆道修復
・術野展開　　　　・消化管修復
・胆嚢周囲剥離　　・鉗子挿入
・胆嚢管剥離　　　・止血
・胆嚢動脈剥離・切離・癒着確認
・胆道造影　　　　・癒着剥離
・胆嚢管切離

各プロセス

幽門側胃切除術固有プロセス
（15プロセス）

・開腹
・腹腔内検索
・網嚢切除
・十二指腸授動・郭清
・幽門下部郭清
・十問上部郭清
・十二指腸切離
・固有肝動脈・総肝動脈周囲郭清
・脾動脈・左胃動脈周囲郭清
・胃切離
・断端癌遺残確認
・残胃・十二指腸断端処理
・胃・十二指腸吻合準備
・胃・十二指腸吻合
・閉腹　　　　　　各プロセス

緊急帝王切開術固有プロセス
（8プロセス）

・開腹
・児娩出
・胎盤娩出
・閉腹
・術中の危機的出血対応
・術中の危機的出血対応
　　　　（麻酔科医）
・輸液・輸血実施
・子宮全摘出

各プロセス

共通プロセス　　・術中の危機的出血対応プロセス　　※緊急帝王切開術の場合を除く
（4プロセス）　　・手術実施(検査対応)プロセス
　　　　　　　　・止血プロセス　　　　　　　　　※腹腔鏡下胆嚢摘出術の場合を除く
　　　　　　　　・器材カウントプロセス

術後段階

共通プロセス　　・手術実施後プロセス
（4プロセス）　　・全身麻酔覚醒プロセス
　　　　　　　　・手術室退室プロセス
　　　　　　　　・術後訪問プロセス

図3.3　3術式のプロセス構成

表3.4　各術式の段階別プロセス構成

プロセス数 プロセス段階	共通プロセス数	固有プロセス数		
		腹腔鏡下 胆嚢摘出術	幽門側 胃切除術	緊急 帝王切開術
準備段階	12	—	—	2
手術実施段階	4	25	15	8
術後段階	4	—	—	—
合計	20	25	15	10
適用プロセス合計*	—	44	35	19

＊適用プロセス合計は，各術式固有のプロセス数に，適用される共通プロセス数を加えたもの

　図3.3に記載する各プロセスの種類毎の数は，表3.4の通りである．

　業務フローモデルのプロセス数は，その視点に伴う粒度やプロセスの切り分け方により変わり，その大小には意味はない．しかし，準備段階および術後段階のプロセスは共通であり，各術式における共通プロセスの比率が大きいことがわかる．したがって，今後，他の術式に関する業務フローモデルを開発する場合には，これらの共通プロセスを整備し，有効に活用できる．

3.4　麻酔科医の業務プロセス

(1) 麻酔科医の行為

　麻酔科医の術中の業務プロセスは，一定の計画をもとに進める業務プロセスと共に，定常的な監視とそこから得られる患者の状態の変化をきっかけ（Trigger）として行動を起こす状態駆動（Event Driven）型の業務プロセスがある．これらの麻酔科医の行為（Action）を示す．表3.5は術中に計画的，定常的に行う行為，表3.6は患者の状態の変化をきっかけに必要に応じて実施する行為の一覧である．

　なお，表3.5，表3.6は「手術室における多職種間の連携を担保する業務プロセスの再構築によるリスク軽減と評価方法の確立と質保証に基づく安全確保に関する研究」（2009，2010年度）における，浦添総合病院麻酔科島袋勉氏の協力による成果である．

表3.5　麻酔科医が術中に定常的に行う行為

1 バイタルサインをチェックする
心電図
心拍数
血圧（非観血的）
パルスオキシメーター（SpO2）
呼気終末炭酸ガス濃度（EtCO2）
呼気麻酔ガス濃度
呼気酸素濃度
呼吸数
体温

尿量
出血量

2 麻酔記録を記載する
患者氏名、年齢、性別
病名、予定術式
身長、体重
既往歴、手術歴、現病歴
家族の麻酔歴
検査データ（CBC，生化学、凝固能）
十二誘導心電図、胸写、呼吸機能
理学所見
内服薬
術前評価（ASA PS分類）
予定麻酔法
麻酔科医名、執刀医名、介助看護師名

バイタルサイン
前投薬
術中投与薬剤
実施処置（挿管など）
体位
手術時間、麻酔時間
輸液量、輸血量、出血量、尿量
術中検査所見
コメント

3 麻酔器を使用し、麻酔を維持する
人工呼吸管理
分時換気量の設定、調節、実測値モニター（Vt x f）
気道内圧モニター
吸入酸素濃度モニター
吸入麻酔ガスモニター

酸素流量の調節
笑気流量の調節
空気流量の調節
気化器の調節（吸入麻酔薬）

吸入麻酔薬残量の確認
酸素供給圧の確認（中央）
炭酸ガス吸着剤消耗度確認

4 輸液する
輸液量の調節
晶質液の投与
膠質液の投与（代用血漿剤）

表3.6　麻酔科医が術中に必要に応じて実施する行為

5 **必要ならシリンジポンプ、輸液ポンプを使用する**
持続静脈麻酔薬（プロポフォール）の流量調節
持続麻薬性鎮痛薬（レミフェンタニル）流量調節
持続筋弛緩薬（ロクロニウム）の流量調節
その他の持続薬（昇圧剤、冠拡張剤等）の調節

6 **必要なら輸液加温器を使用する**

7 **必要なら温風保温器、保温マットを使用する**

8 **必要ならフットマッサージ器を使用する**

9 **必要なら微量持続注入器を使用する(含PCAポンプ)**
持続硬膜外注入、持続末梢神経ブロック等

10 **必要なら処置する**
観血的動脈圧（A-ライン）の挿入
　　DAP測定、動脈血採血
中心静脈ラインの挿入
　　CVP測定、カテコラミン等の投薬ライン
肺動脈カテーテル（S=Gカテ）挿入
　　PAP,CVP,PCWP,CI,SVO2の測定
経食道心エコーの挿入
　　（心筋壁運動、心機能評価、弁機能、大血管）
BISモニター
筋弛緩モニター（TOF）
フロートラックセンサー（CCI, SVV、ScvO2）
SEP, MEP

11 **必要なら投薬する**
静脈麻酔薬
麻薬
筋弛緩薬
昇圧剤
降圧剤
抗生剤
消炎鎮痛剤
H2ブロッカー
局麻薬
ブドウ糖
K製剤
Ca製剤
インスリン製剤
カテコラミン類
強心剤
冠拡張薬
抗不整脈薬
ヘパリン製剤
止血剤
多価酵素阻害剤
利尿薬
造影剤
制吐剤
ステロイド
気管支拡張剤
抗コリン薬
筋弛緩拮抗薬

12 **必要なら検査する**
血液ガス
ＣＢＣ（Hb,PLT等）
生化学（電解質、Alb等）
血糖値、尿糖、ケトン体
凝固機能
ACT

13 **必要なら輸血する**
MAP
FFP
PLT
アルブミン製剤
自己血

14 **必要ならその他の作業を行う**
電動ベットを動かし、体位を調整する
術中体位のチェック

術者、看護師、検査技師間の意志の疎通を図る

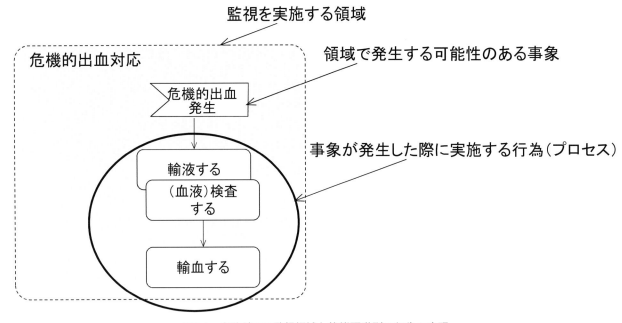

図3.4　麻酔科医の監視領域と状態駆動型の行為の表現

(2) 執刀医と麻酔科医の機能的関係

これまでに開発した医療機関内の多くの業務プロセスは，各フェーズにおいて主たる行為者（Actor），または指示者（Director）を中心にして，その行為者の行動，あるいは指示に基づく関係者の行為の流れを記述するものであった．

しかし，手術の業務プロセスにおいては，執刀医の手技や判断に基づくものと，容態の変化を含む患者の全身状態に対する監視や，それに対応する麻酔科医の機能に基づくものと，さらには，看護師の観察によるもののすべてを一連の業務プロセスとして表現する必要がある．手術室内で，それぞれが連携するプロセスと，独自に進めるプロセスが併存することが手術の業務プロセスの特徴である．

執刀医の業務プロセスは術野の状態等の状況により行動が変化する可能性はあるが，基本的には一定の計画をもとに進める業務プロセスである．一方，麻酔科医の業務プロセスは，前節で述べた通り，一定の計画をもとに進める業務プロセスと，患者の状態の変化をきっかけとして行動を起こす状態駆動型の業務プロセスからなる．これらは，執刀医の業務プロセスとは非同期に進行するプロセスであるため，両者を同一のアクティビティ図上に記述することは極めて難しい．

そこで，筆者らは，執刀医の業務プロセスと麻酔科医の業務プロセスを独立して整理した上で，その関係をあらためて組み合わせる方法を採った．図3.5～3.7は各術式のプロセスに対して，麻酔科医が定常的および状態駆動的に実施する行為を配置したものである．

なお，麻酔科医の行為を表すために図3.4のような表現方法を採用した．

第3章　業務フローモデルの開発

腹腔鏡下胆嚢摘出術

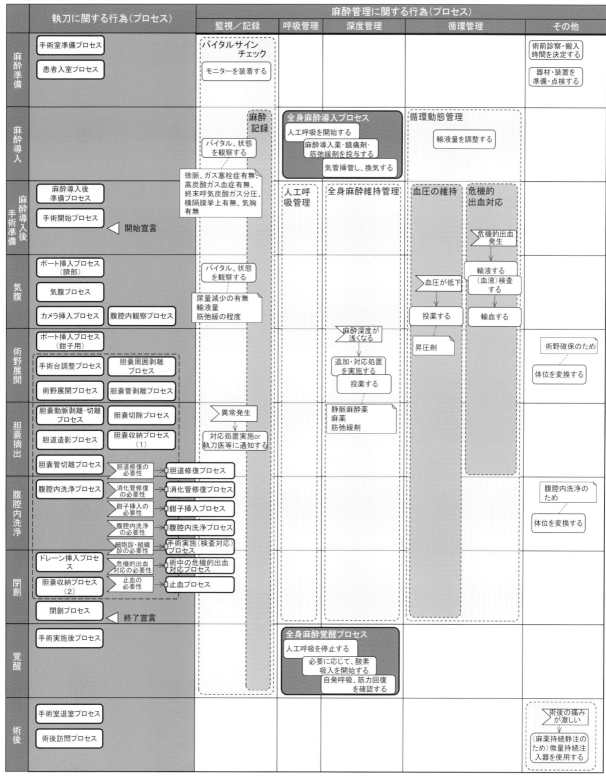

図3.5　腹腔鏡下胆嚢摘出術における麻酔科医の行為（プロセス）

幽門側胃切除術

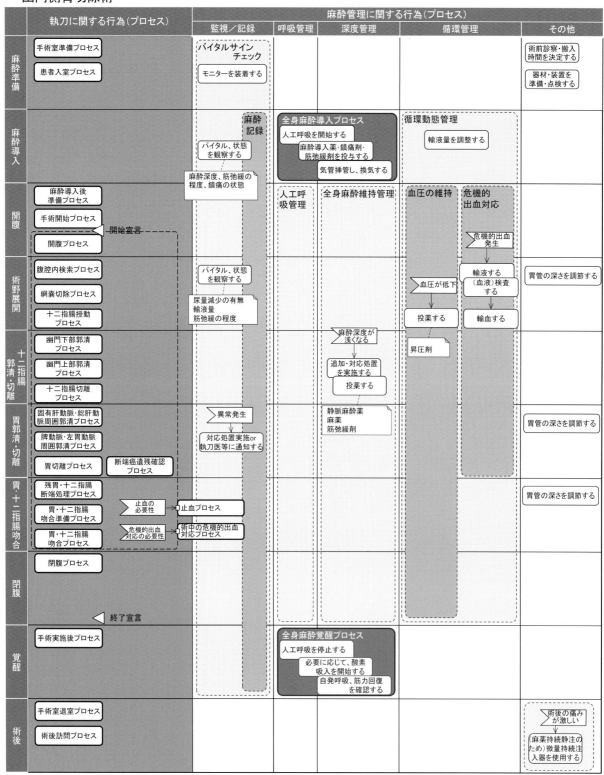

図3.6　幽門側胃切除術における麻酔科医の行為（プロセス）

第3章 業務フローモデルの開発

緊急帝王切開術

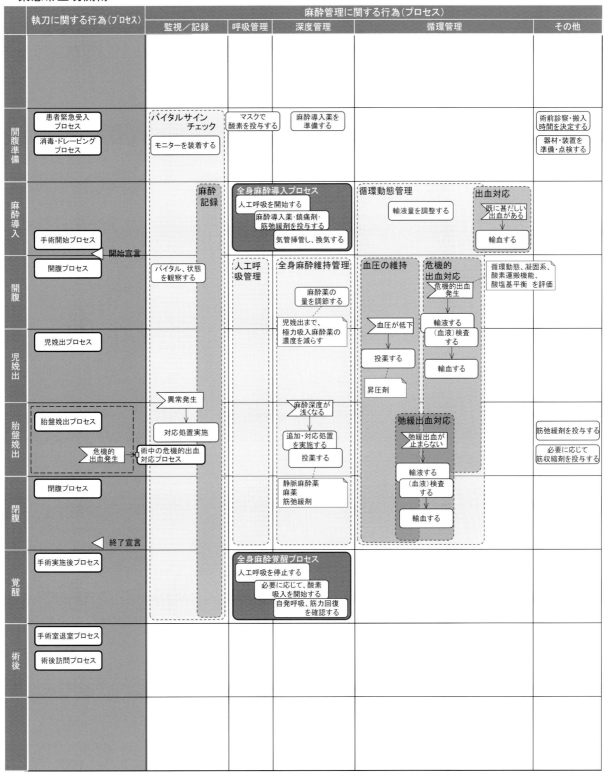

図3.7 緊急帝王切開術における麻酔科医の行為（プロセス）

第4章 3術式の業務フローモデル

腹腔鏡下胆嚢摘出術・幽門側胃切除術・緊急帝王切開術の3術式の業務フローモデルを示す．これらの前提条件は共通で，以下のとおりである．

(1) スコープ

スコープ：腹腔鏡下胆嚢摘出術・幽門側胃切除術・緊急帝王切開術の3術式の手術申込みから術後の経過観察まで．

腹腔鏡下胆嚢摘出術・幽門側胃切除術・緊急帝王切開術の3術式は，概要図に示す通り，手術実施決定から術後経過観察に至る多くの段階を経る．本書では，手術準備から経過観察を行うための病棟での術後訪問までのプロセスを業務フローモデルとして作成した．

(2) 前提条件

本書で記載する腹腔鏡下胆嚢摘出術・幽門側胃切除術・緊急帝王切開術の3術式は以下に示す事項が前提である．

前提条件；
a)手術前の計画のためのプロセスについて
（手術申込み〜物品請求プロセスに関する前提．緊急帝王切開術は該当しない）
・あらかじめ手術を計画するための手続きや手配の方法を定めている．
・所定の設備や体制等の手術環境を整えている．
b)手術開始時（準備を含む）のプロセスについて
（前項以降のプロセスに関する前提．緊急帝王切開術を含む）
・事前の診察，検査等により患者の状態を把握し，手術できる状態である，
・執刀医，麻酔科医，助手，看護師等，あらかじめ計画した，あるいは緊急時に対応するための要員が利用可能な状態である，
・必要な機器・器材・医薬品・血液等を利用可能である．

(3) ふるまい

上記のスコープ，前提条件に基づく3術式のふるまいをアクティビティ図の記法で記載する．

4.1　業務フローモデルの全体像

第3章で述べたように，これらの業務フローモデルの開発にあたり，3術式の全体を俯瞰してその構成を整理して，共通のプロセスに関しては同じものを利用するようにした．業務フローモデルを提示するにあたり，その構成をあらためて示す（図4.1）.

※ 　　　　 は3術式に共通のプロセス（術式によっては使用しないものを含む）

	腹腔鏡下胆嚢摘出術	幽門側胃切除術	緊急帝王切開術
準備段階	**共通プロセス**（12プロセス）　※あらかじめ計画し，十分に準備する時間がある手術 ・手術申込プロセス ・手術室・設備確定プロセス ・手術計画プロセス ・術前訪問プロセス ・手術要員確定プロセス ・薬剤請求プロセス ・物品請求プロセス ・手術室準備プロセス ・患者入室プロセス ・全身麻酔導入プロセス ・麻酔導入後準備プロセス ・手術開始プロセス		**緊急帝王切開術固有プロセス** ※緊急で予め準備ができない手術（2プロセス） ・患者緊急受入プロセス ・消毒ドレーピングプロセス ※緊急帝王切開術では下記のみ使用（再掲） ・全身麻酔導入プロセス ・手術開始プロセス
手術実施段階	**腹腔鏡下胆嚢摘出術固有プロセス**（25プロセス） ・臍部癒着確認 ・ポート挿入（臍部） ・気腹 ・カメラ挿入 ・腹腔内観察 ・ポート挿入（鉗子用） ・手術台調整 ・術野展開 ・胆嚢周囲剥離 ・胆嚢管剥離 ・胆嚢動脈剥離・切離 ・胆道造影 ・胆嚢管切離 ・胆嚢切除 ・胆嚢収納(1) ・腹腔内洗浄 ・ドレーン挿入 ・胆嚢収納(2) ・閉創 ・胆道修復 ・消化管修復 ・鉗子挿入 ・止血 ・癒着確認 ・癒着剥離 　　　　各プロセス	**幽門側胃切除術固有プロセス**（15プロセス） ・開腹 ・腹腔内検索 ・網嚢切除 ・十二指腸授動・郭清 ・幽門下部郭清 ・十間上部郭清 ・十二指腸切離 ・固有肝動脈・総肝動脈周囲郭清 ・脾動脈・左胃動脈周囲郭清 ・胃切離 ・断端癌遺残確認 ・残胃・十二指腸断端処理 ・胃・十二指腸吻合準備 ・胃・十二指腸吻合 ・閉腹　　　　各プロセス	**緊急帝王切開術固有プロセス**（8プロセス） ・開腹 ・児娩出 ・胎盤娩出 ・閉腹 ・術中の危機的出血対応 ・術中の危機的出血対応（麻酔科医） ・輸液・輸血実施 ・子宮全摘出 　　　　各プロセス
	共通プロセス（4プロセス） ・術中の危機的出血対応プロセス ・手術実施（検査対応）プロセス ・止血プロセス ・器材カウントプロセス	※緊急帝王切開術の場合を除く ※腹腔鏡下胆嚢摘出術の場合を除く	
術後段階	**共通プロセス**（4プロセス） ・手術実施後プロセス ・全身麻酔覚醒プロセス ・手術室退室プロセス ・術後訪問プロセス		

図4.1　3術式のプロセス構成（再掲）

4.2 共通プロセス

　今回開発した3術式に共通して使用することを前提として開発したプロセスである.
ただし，全ての術式で使用するということではなく，当該術式で必要であれば使用できるようにその前後のプロセス等との関係を整理したものである.

(1) 準備段階の共通プロセス

表4.1　共通プロセス（準備段階）

No.	プロセス名
1	手術申込プロセス
2	手術室・設備確定プロセス
3	手術計画プロセス
4	術前訪問プロセス
5	手術要員確定プロセス
6	薬剤請求プロセス
7	物品請求プロセス
8	手術室準備プロセス
9	患者入室プロセス
10	全身麻酔導入プロセス
11	麻酔導入後準備プロセス
12	手術開始プロセス

手術申込プロセス

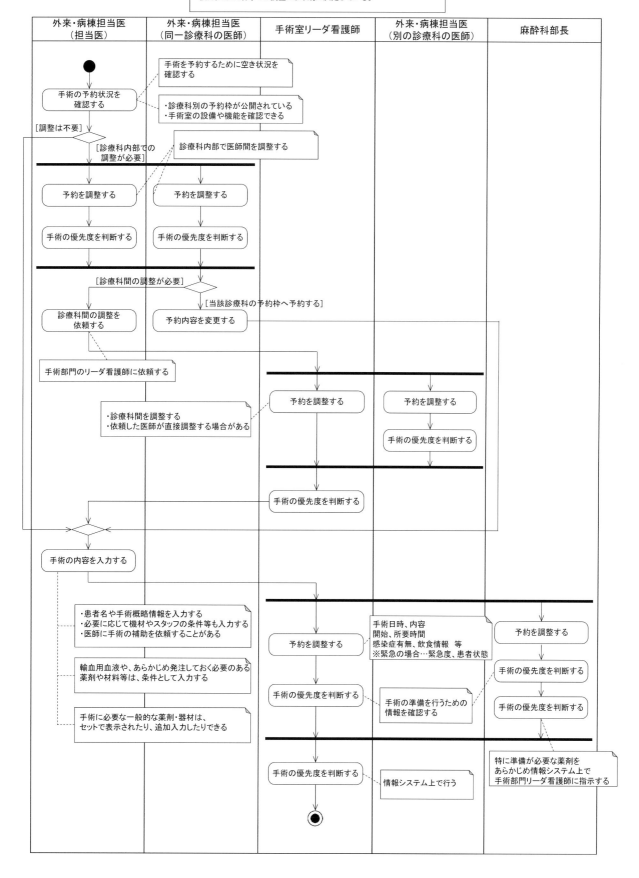

手術室・設備確定プロセス

≪Policy≫
・翌週に手術が予約されている。

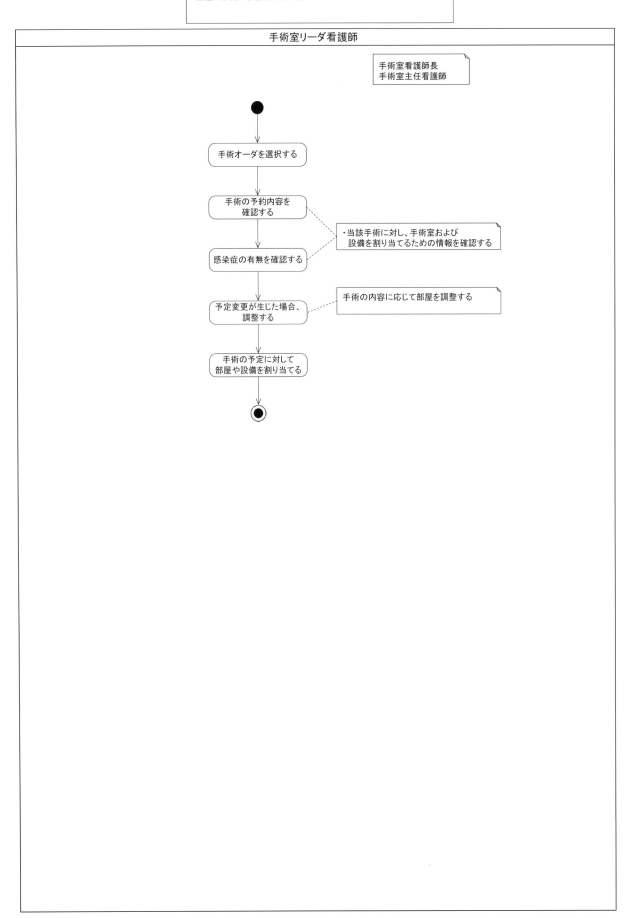

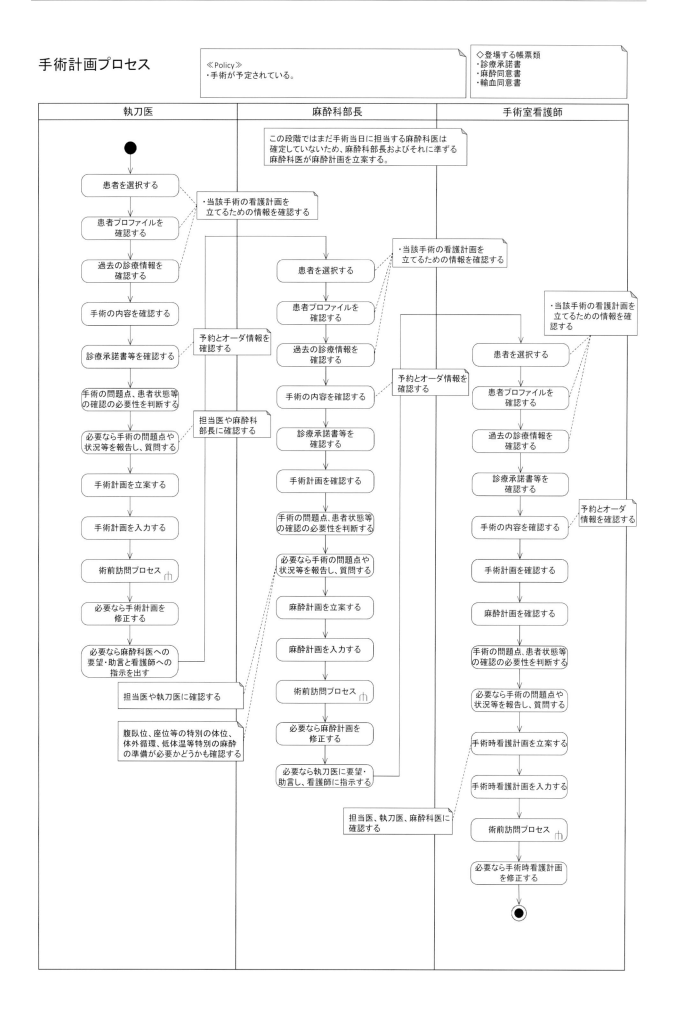

術前訪問プロセス

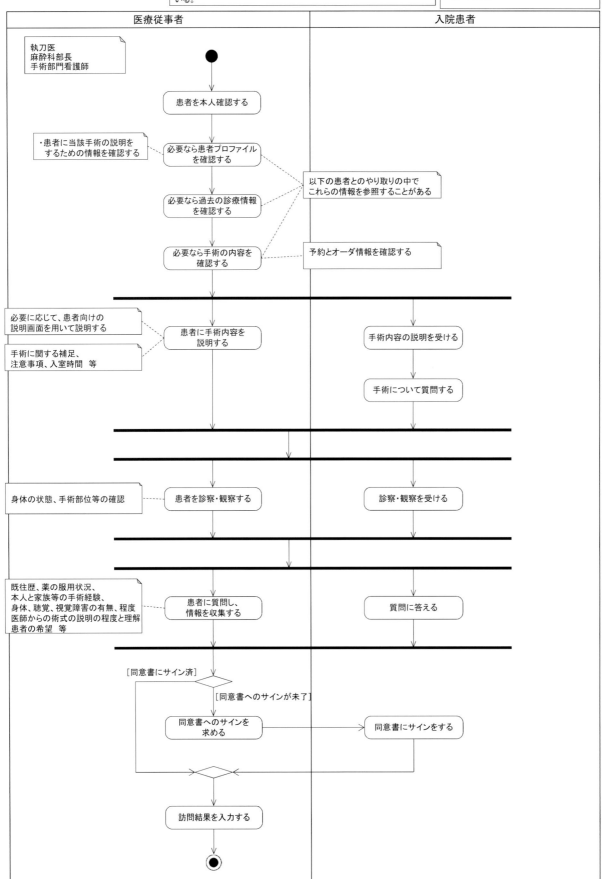

手術要員確定プロセス

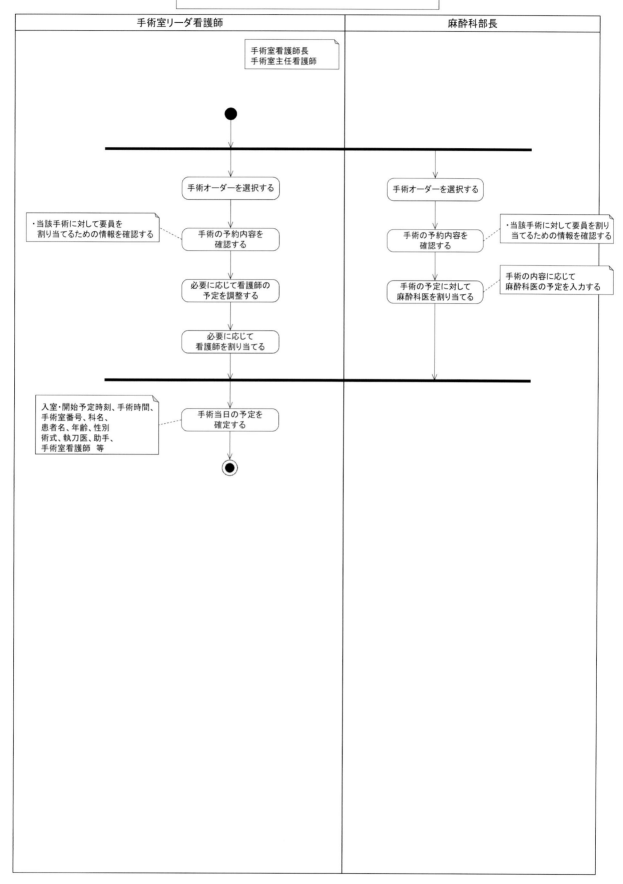

薬剤請求プロセス

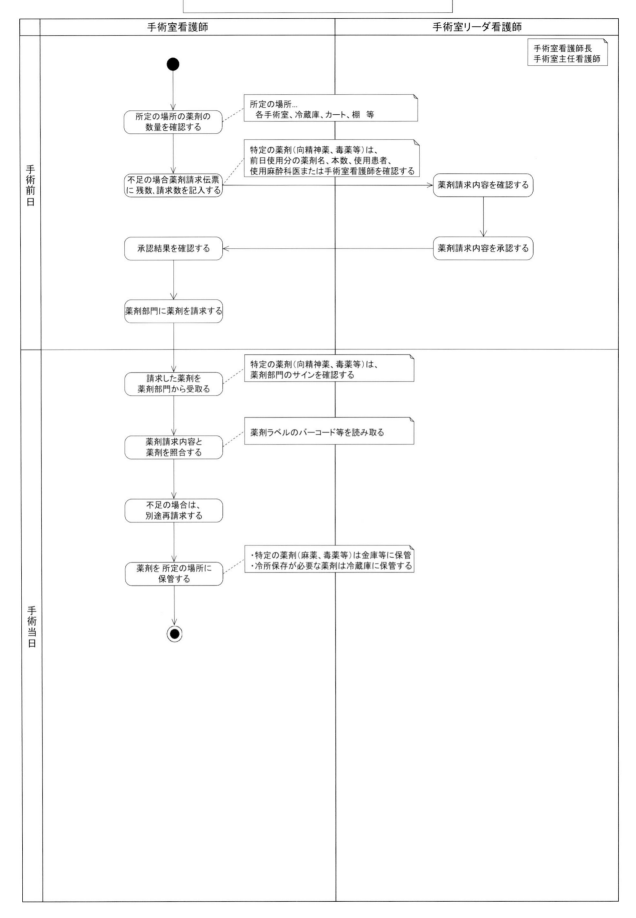

物品請求プロセス

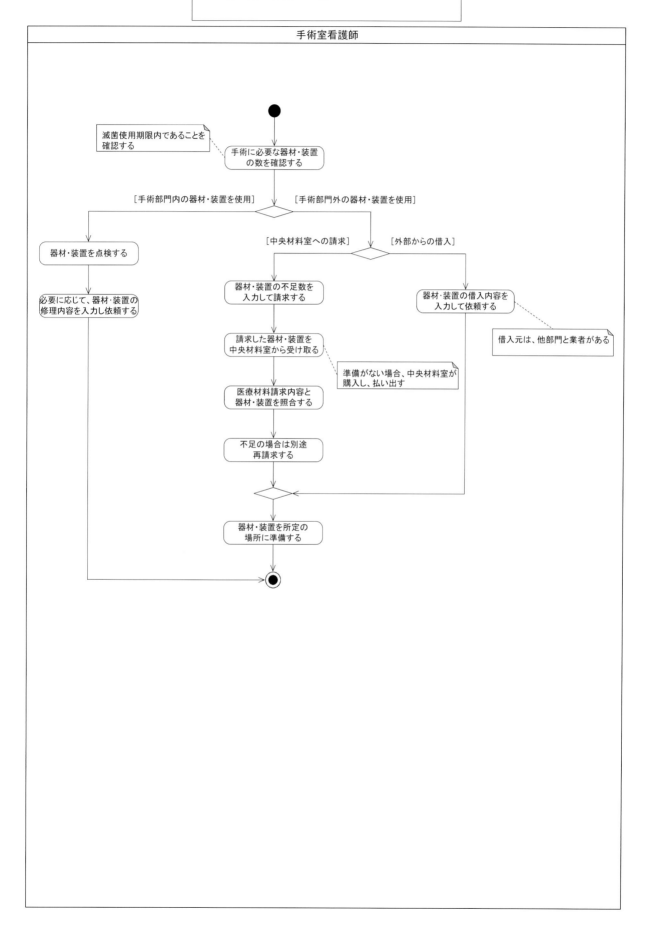

手術室準備プロセス

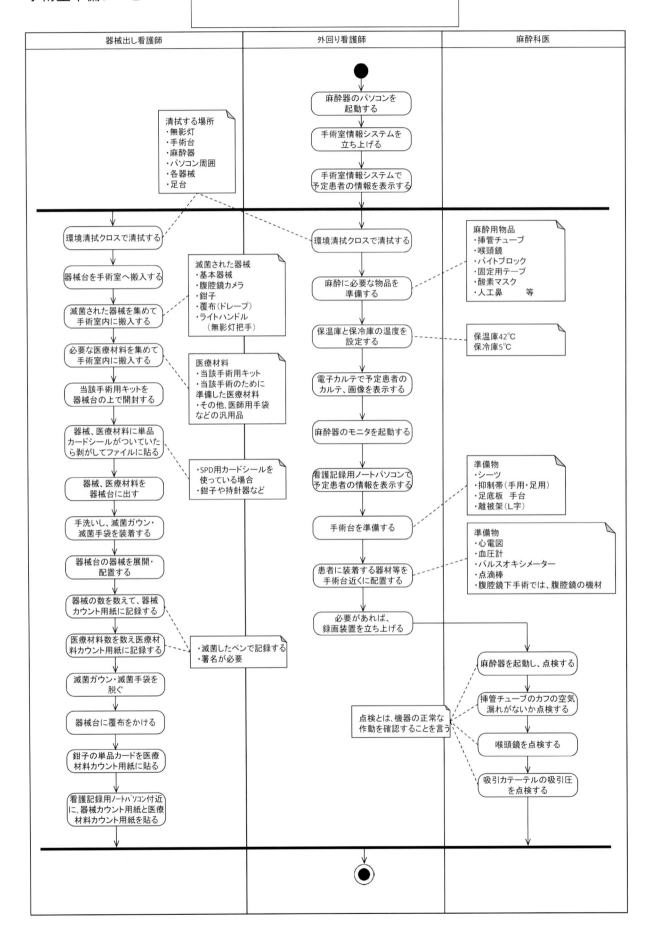

第4章　3術式の業務フローモデル

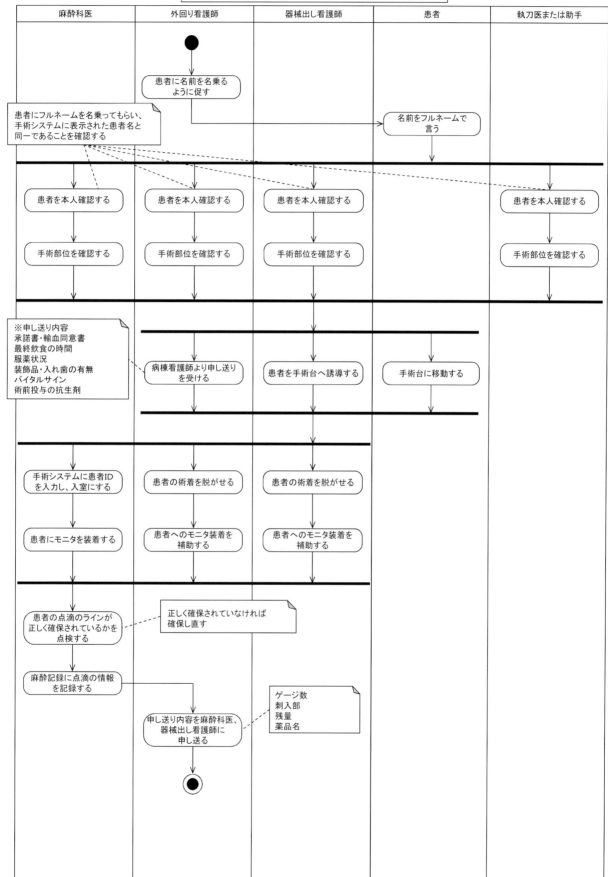

全身麻酔導入プロセス

≪Policy≫
・当該患者は手術室に入室し、手術台に移動している。
・患者のモニター装着は終了している。
・器材、ガーゼのカウントは終了している。
・当該患者の点滴ラインは病棟で確保されている。

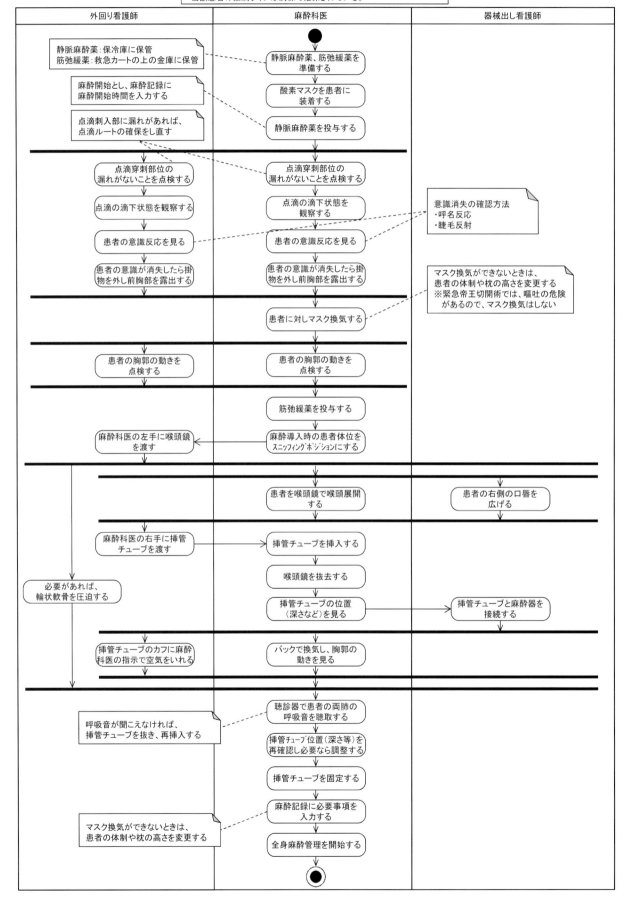

第4章　3術式の業務フローモデル

麻酔導入後準備プロセス

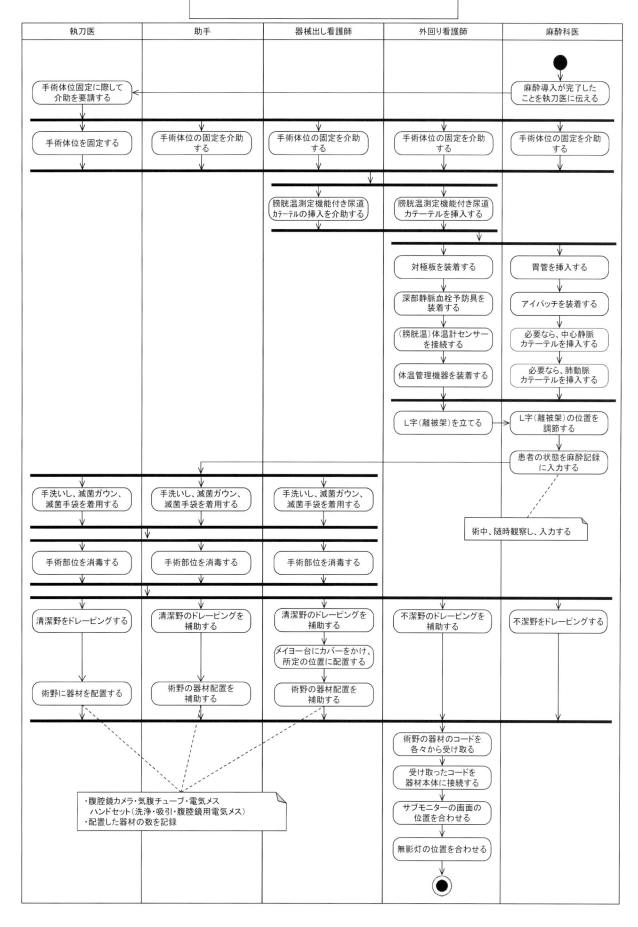

手術開始プロセス

≪Policy≫
・予定手術が決定している。
・予定手術に必要な器材を準備している。
・手術器材/ガーゼ類を数を数えて記録している。

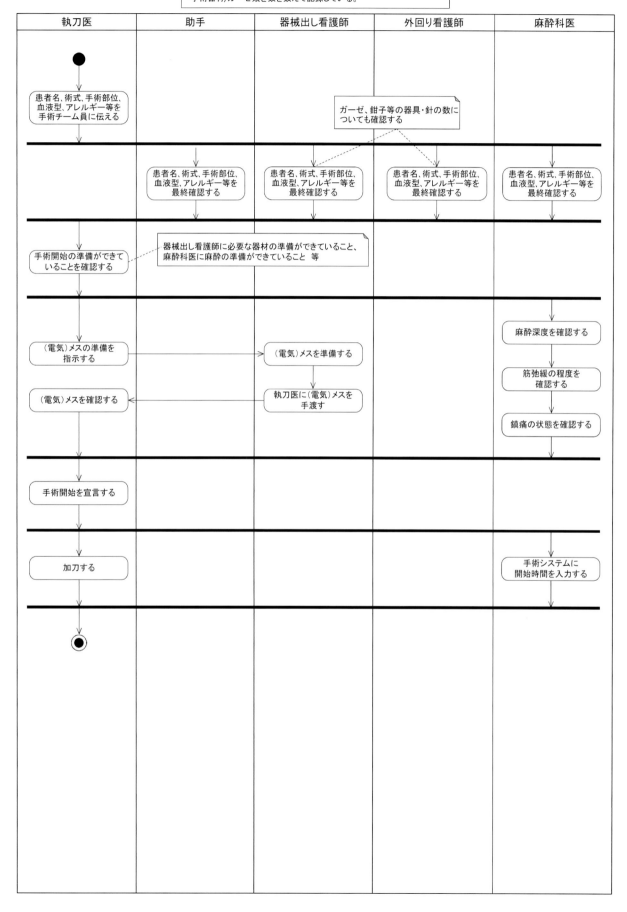

（2）手術実施段階の共通プロセス

表4.2　共通プロセス（手術実施段階）

No.	プロセス名
1	術中の危機的出血対応プロセス
2	手術実施（検査対応）プロセス
3	止血プロセス
4	器材カウントプロセス

術中の危機的出血対応プロセス

※ 共通プロセス

≪Policy≫
・患者に出血が起きており、止血に難渋している。
・バイタルサインが不安定である（全身管理および輸血を適切に判断する必要がある）。
・出血に備え、あらかじめ準備を済ませている（輸液・血液製剤の準備が済んでいる）。

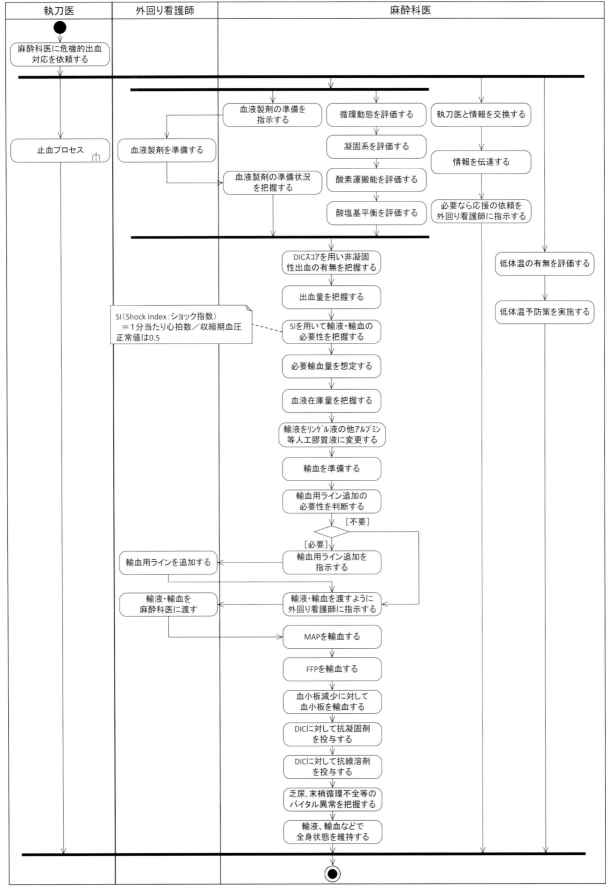

40

手術実施（検査対応）プロセス

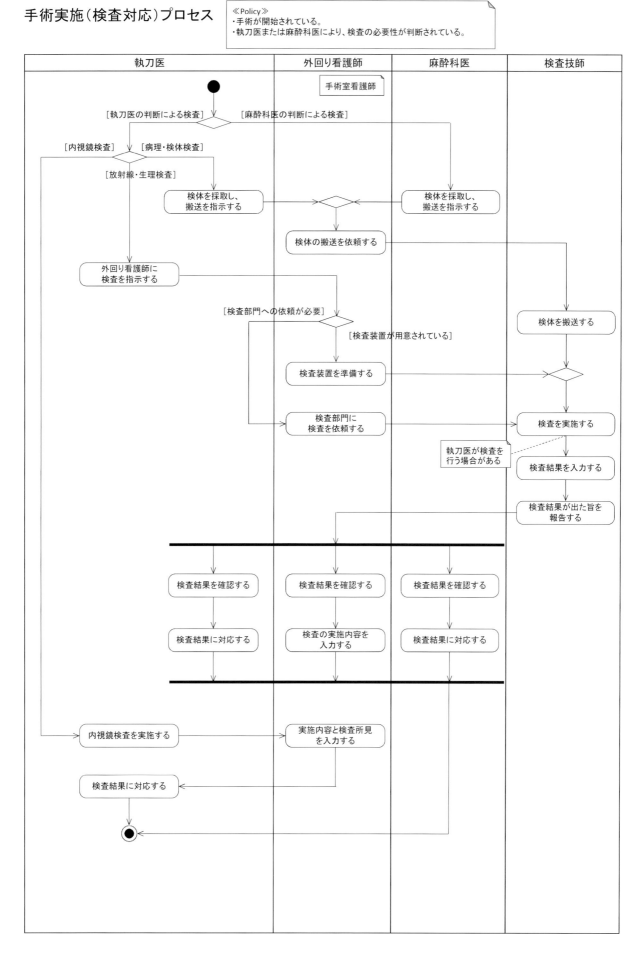

止血プロセス

※ 共通プロセス

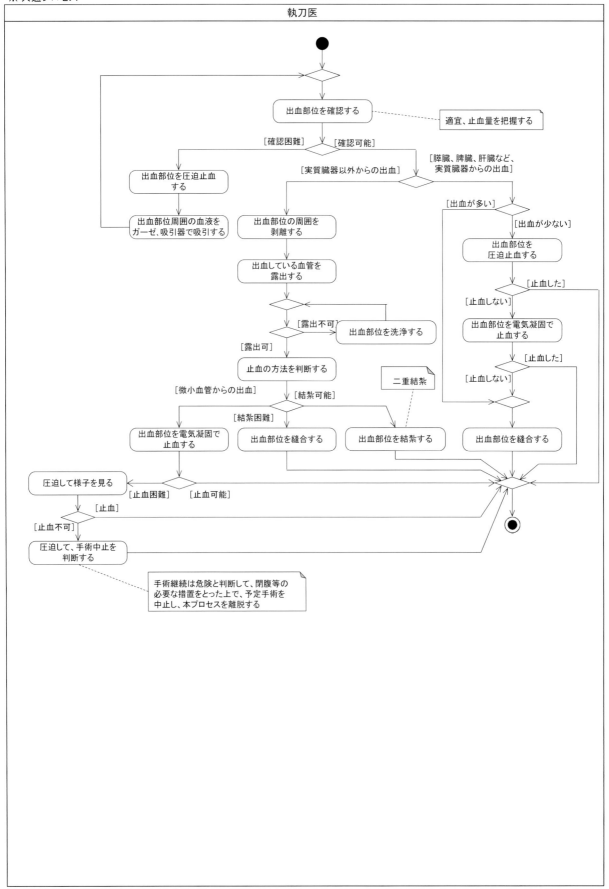

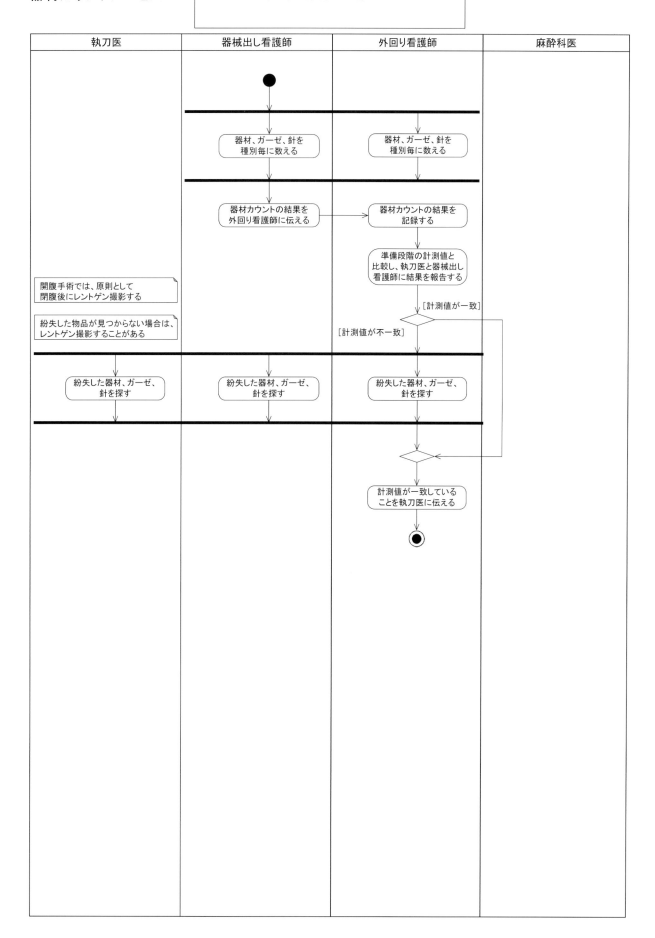

(3) 術後段階の共通プロセス

表4.3　共通プロセス（術後段階）

No.	プロセス名
1	手術実施後プロセス
2	全身麻酔覚醒プロセス
3	手術室退室プロセス
4	術後訪問プロセス

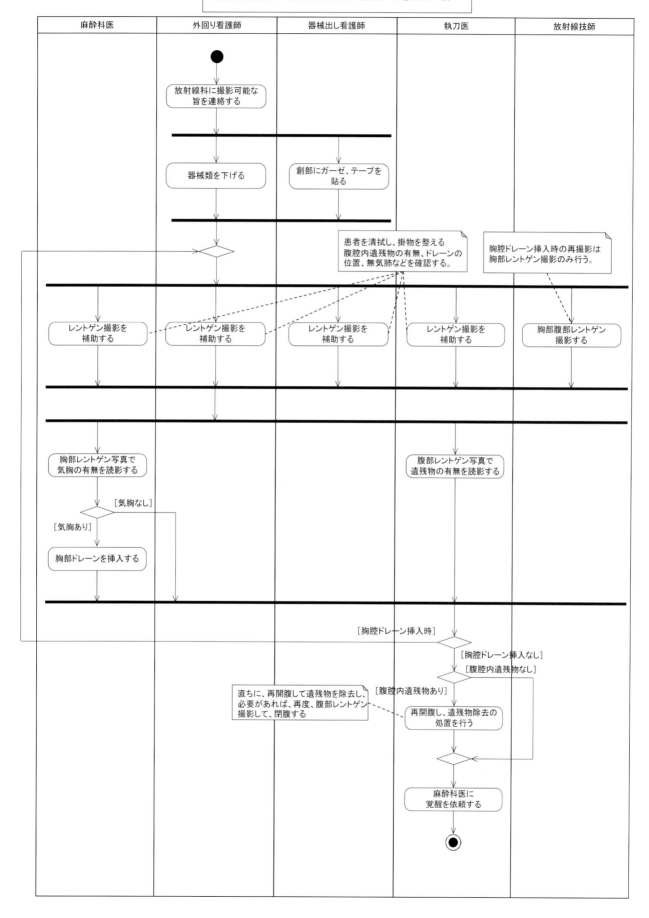

全身麻酔覚醒プロセス

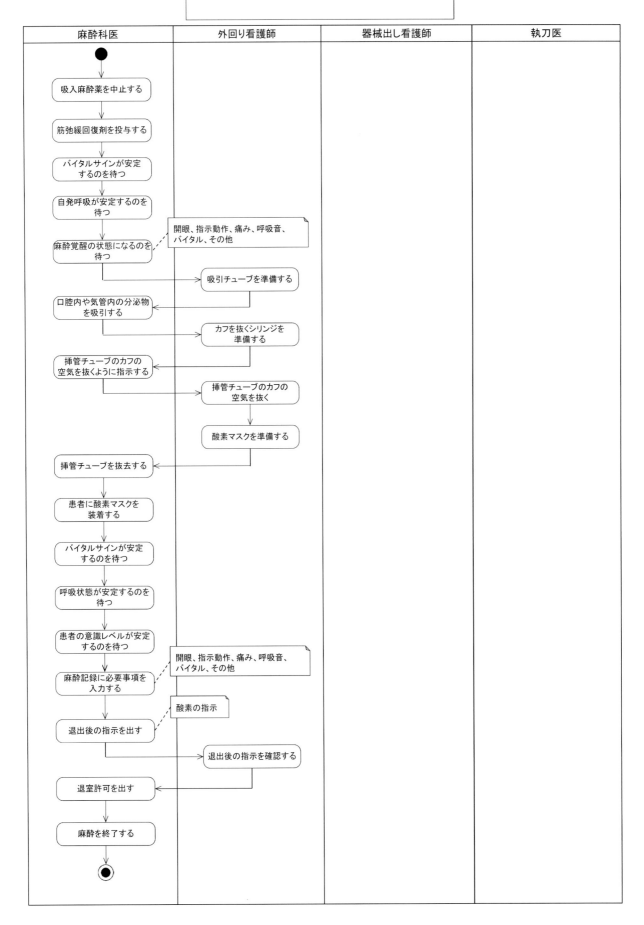

第4章 3術式の業務フローモデル

手術室退室プロセス

≪Policy≫
・手術が完了し、麻酔が覚醒している。
・手術室からの退室が可能な状態である。

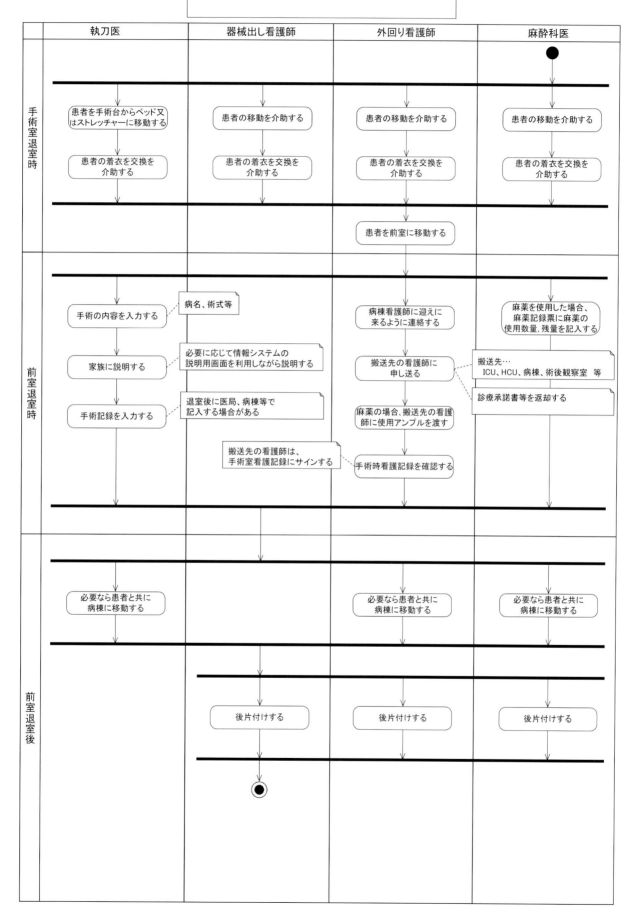

術後訪問プロセス

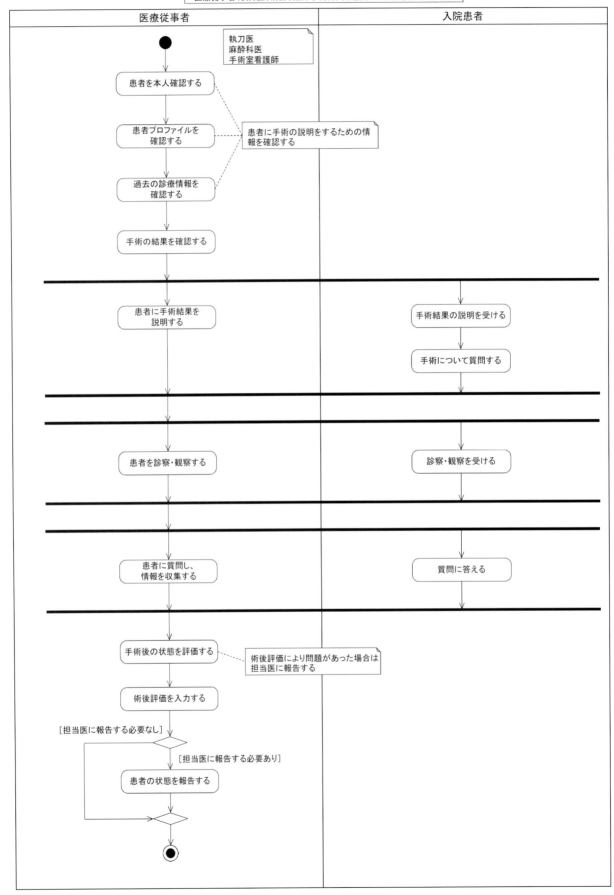

4.3 腹腔鏡下胆嚢摘出術 固有プロセス

　下表に示す腹腔鏡下胆嚢摘出術44プロセスのうち，共通プロセス（背景が　色）を除く，固有25プロセスのアクティビティ図を示す．

表4.4　腹腔鏡下胆嚢摘出術プロセス一覧表

No.	プロセス名	No.	プロセス名
1	手術申込プロセス	23	胆嚢動脈剥離・切離プロセス
2	手術室・設備確定プロセス	24	胆道造影プロセス
3	手術計画プロセス	25	胆嚢管切離プロセス
4	術前訪問プロセス	26	胆嚢切除プロセス
5	手術要員確定プロセス	27	胆嚢収納プロセス（1）
6	薬剤請求プロセス	28	腹腔内洗浄プロセス
7	物品請求プロセス	29	ドレーン挿入プロセス
8	手術室準備プロセス	30	胆嚢収納プロセス（2）
9	患者入室プロセス	31	閉創プロセス
10	全身麻酔導入プロセス	32	胆道修復プロセス
11	麻酔導入後準備プロセス	33	消化管修復プロセス
12	手術開始プロセス	34	鉗子挿入プロセス
13	臍部癒着確認プロセス	35	止血プロセス
14	ポート挿入プロセス（臍部）	36	癒着確認プロセス
15	気腹プロセス	37	癒着剥離プロセス
16	カメラ挿入プロセス	38	術中の危機的出血対応プロセス
17	腹腔内観察プロセス	39	手術実施（検査対応）プロセス
18	ポート挿入プロセス（鉗子用）	40	器材カウントプロセス
19	手術台調整プロセス	41	手術実施後プロセス
20	術野展開プロセス	42	全身麻酔覚醒プロセス
21	胆嚢周囲剥離プロセス	43	手術室退室プロセス
22	胆嚢管剥離プロセス	44	術後訪問プロセス

※　　は共通プロセス

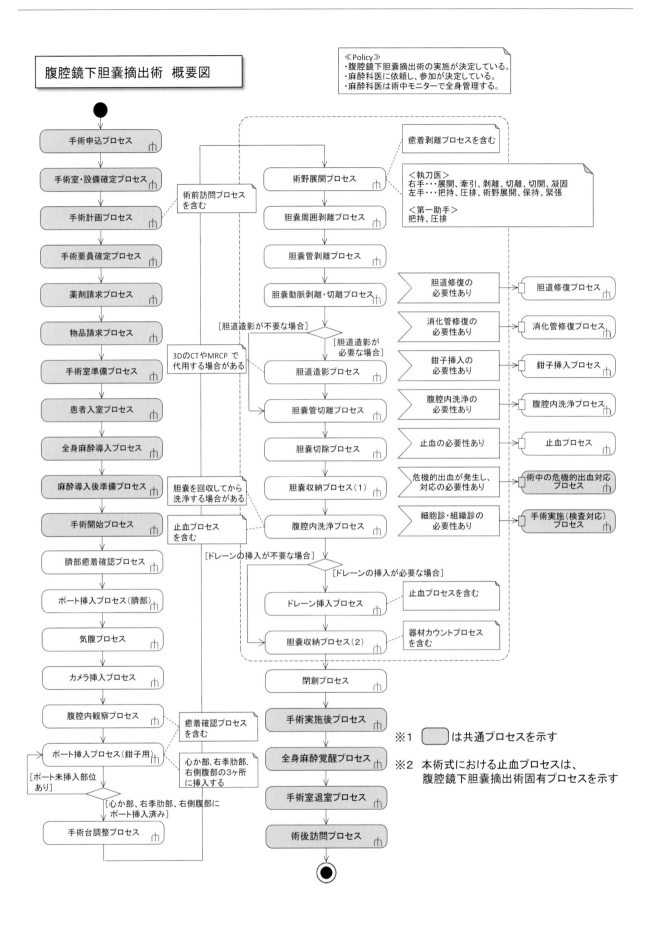

第4章　3術式の業務フローモデル

臍部癒着確認プロセス

≪Policy≫
・腹腔鏡下手術を予定しており、全身麻酔がかかっている。
・ドレーピングが終わり、臍部にポートを挿入する準備をしている。

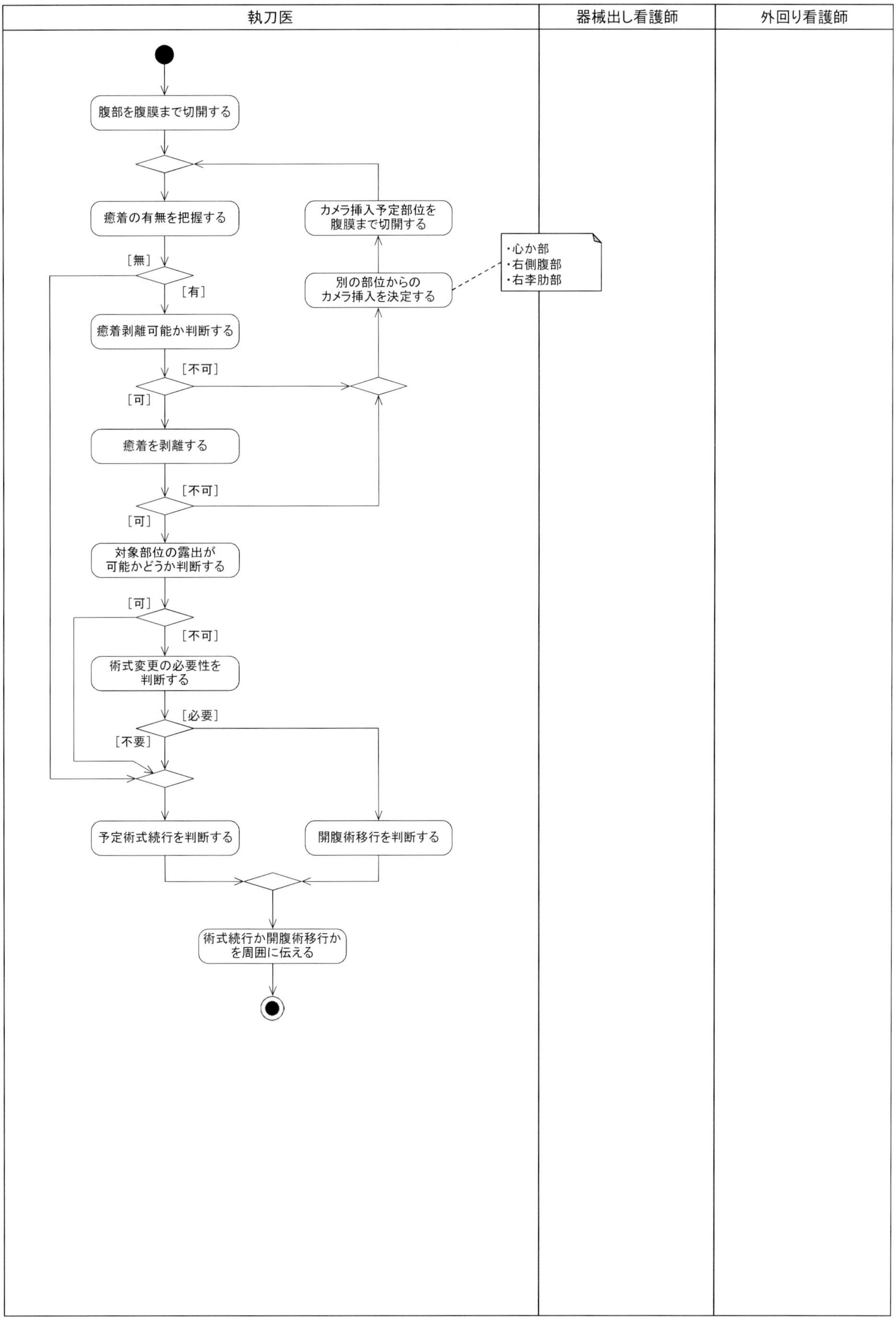

執刀医	器械出し看護師	外回り看護師

腹部を腹膜まで切開する

癒着の有無を把握する

[無]　[有]

カメラ挿入予定部位を腹膜まで切開する

別の部位からのカメラ挿入を決定する

・心か部
・右側腹部
・右李肋部

癒着剥離可能か判断する

[不可]　[可]

癒着を剥離する

[不可]　[可]

対象部位の露出が可能かどうか判断する

[可]　[不可]

術式変更の必要性を判断する

[必要]　[不要]

予定術式続行を判断する

開腹術移行を判断する

術式続行か開腹術移行かを周囲に伝える

51

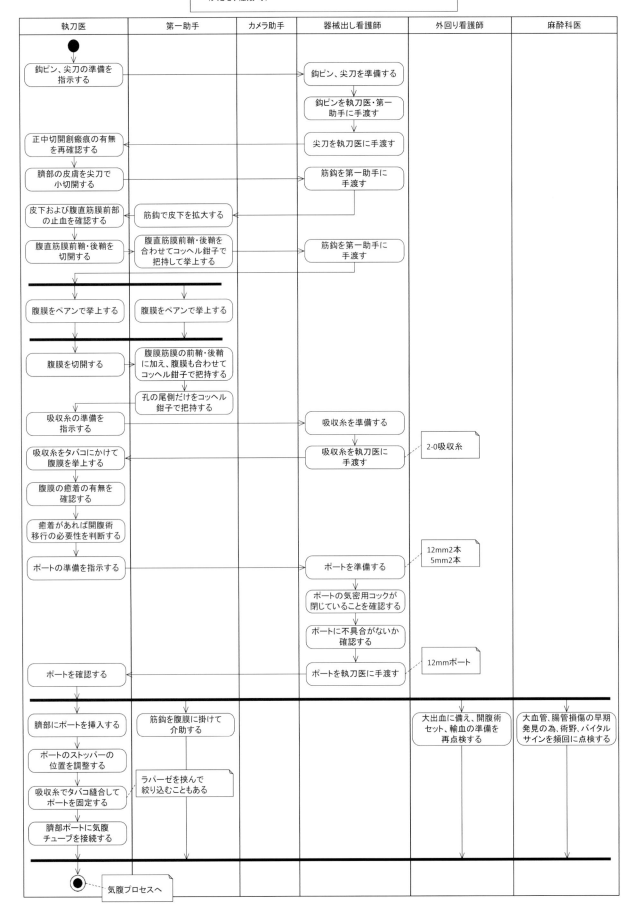

第4章 3術式の業務フローモデル

気腹プロセス

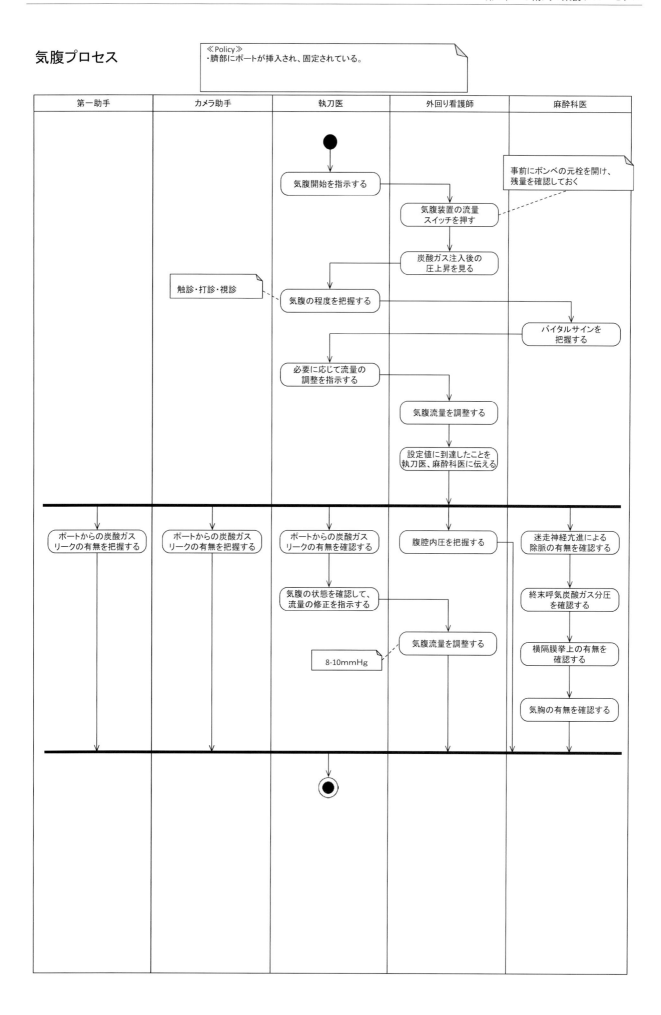

カメラ挿入プロセス

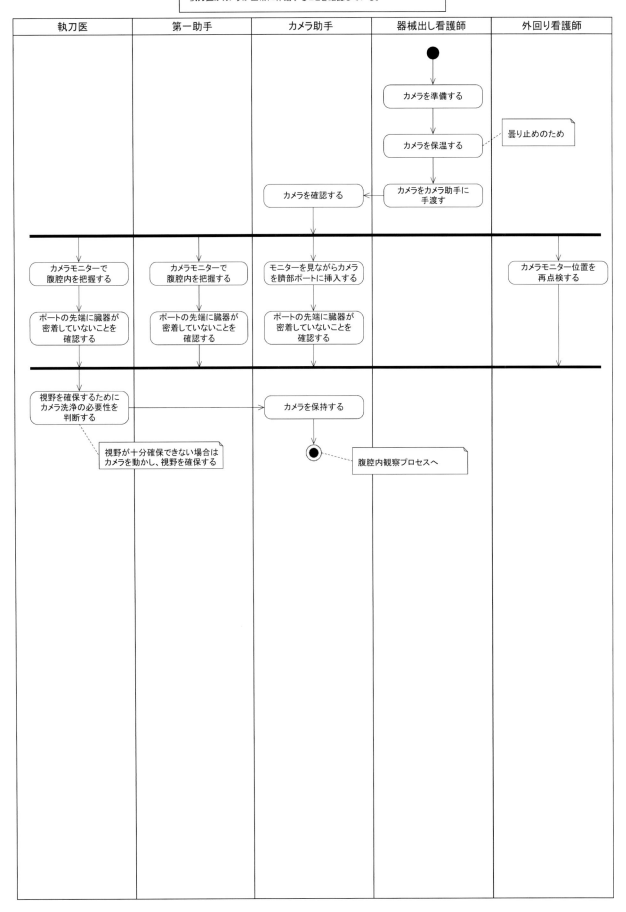

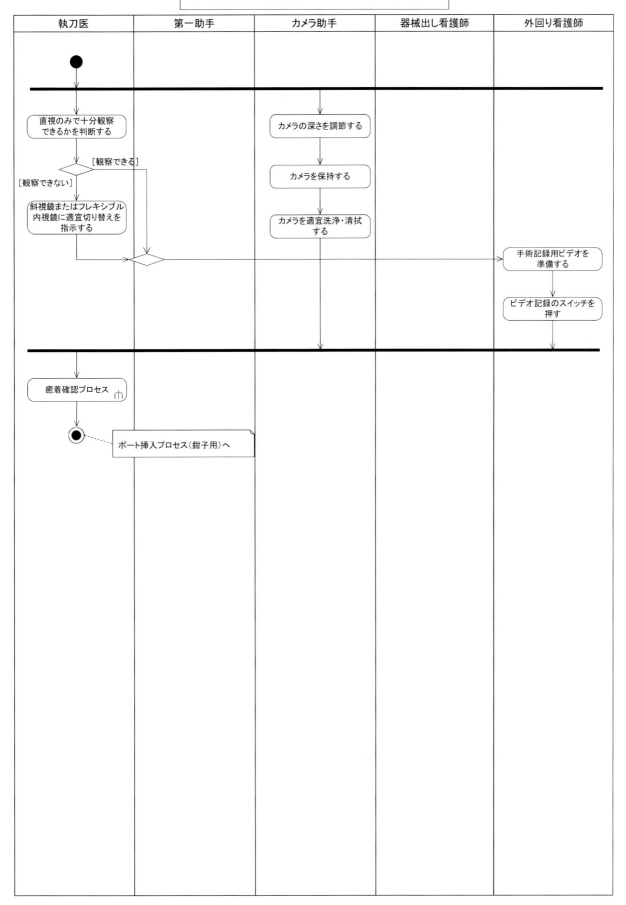

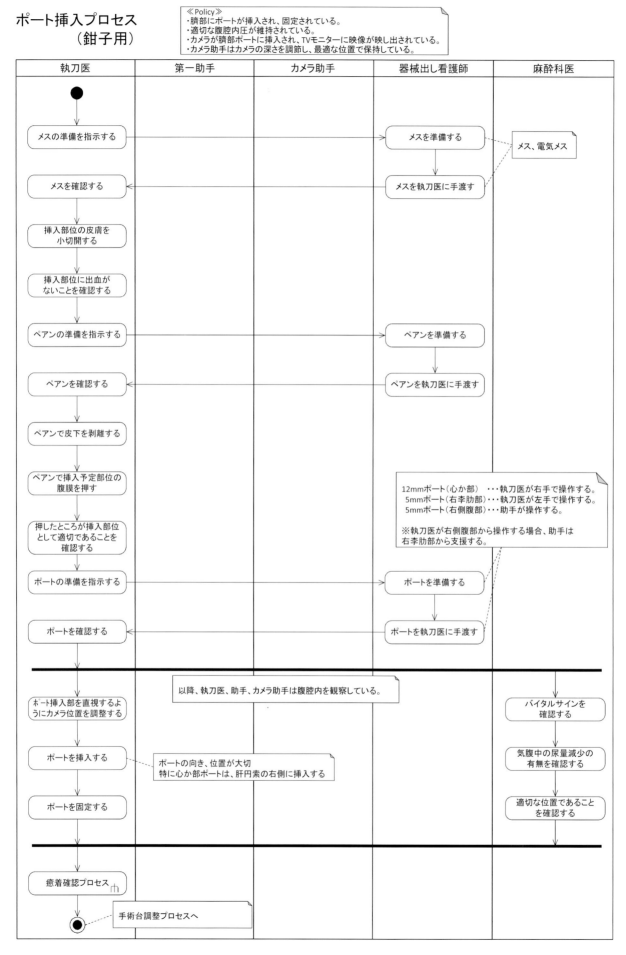

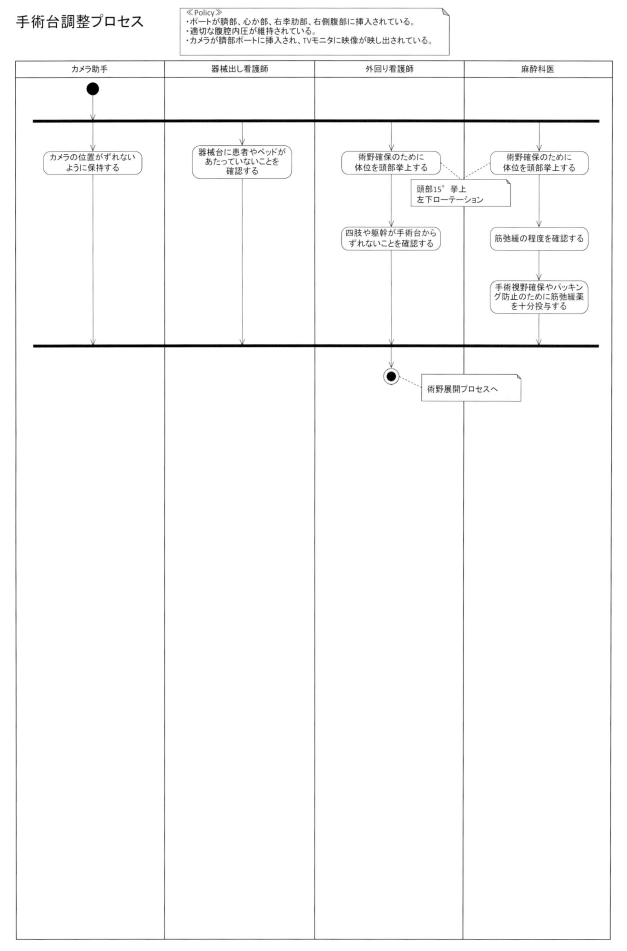

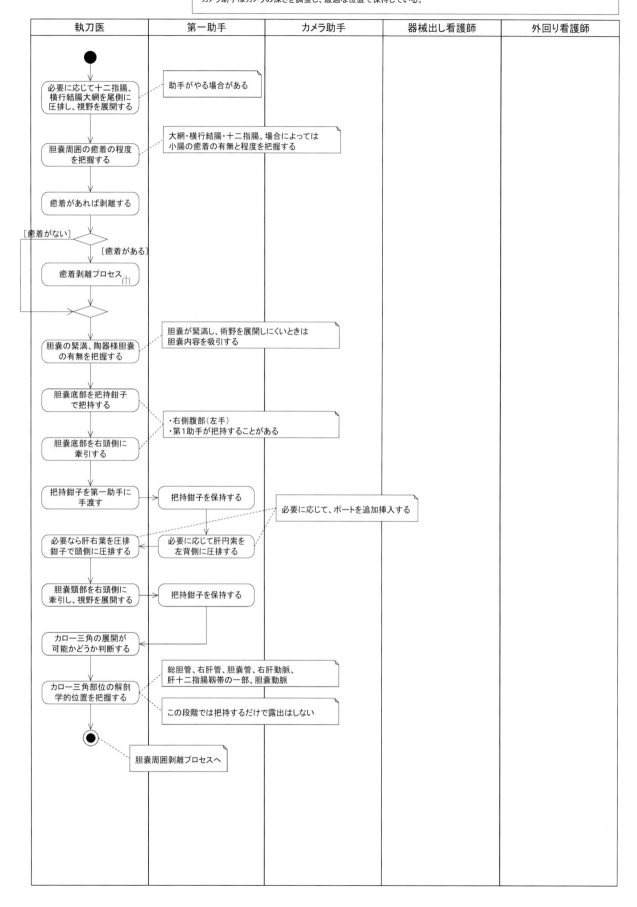

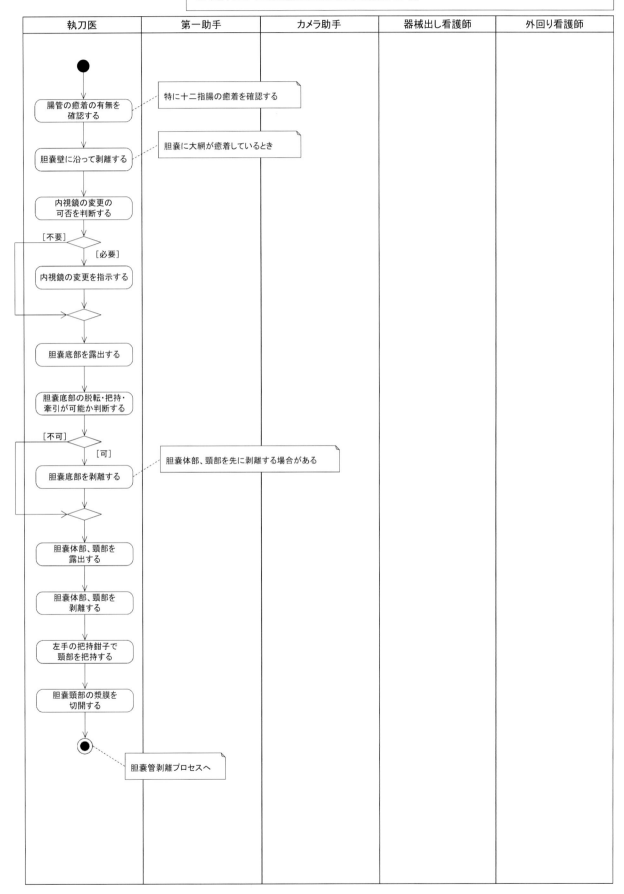

胆嚢管剥離プロセス

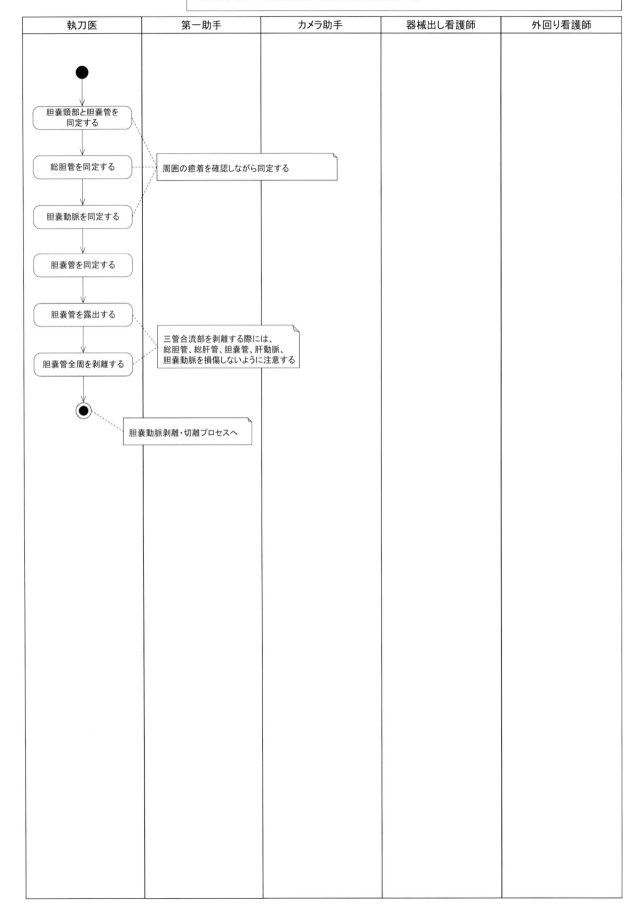

第4章 3術式の業務フローモデル

胆嚢動脈剥離・切離プロセス

≪Policy≫
・総胆管、右肝管、胆嚢管、総肝動脈、右肝動脈、胆嚢動脈の解剖学的位置が把握されている。
・胆嚢管が剥離されている。
・第一助手は視野を展開している。
・カメラ助手はカメラの深さを調整し、最適な位置で保持している。

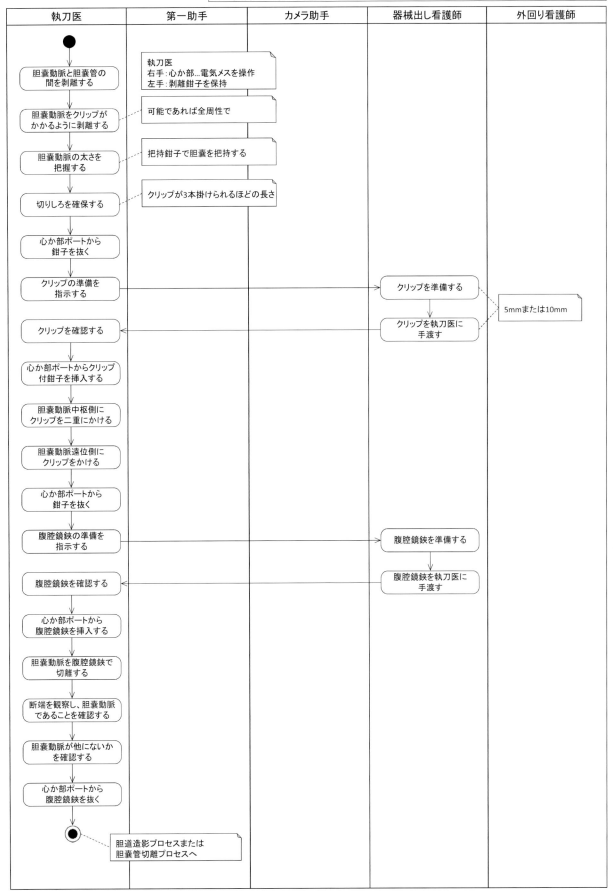

61

胆道造影プロセス

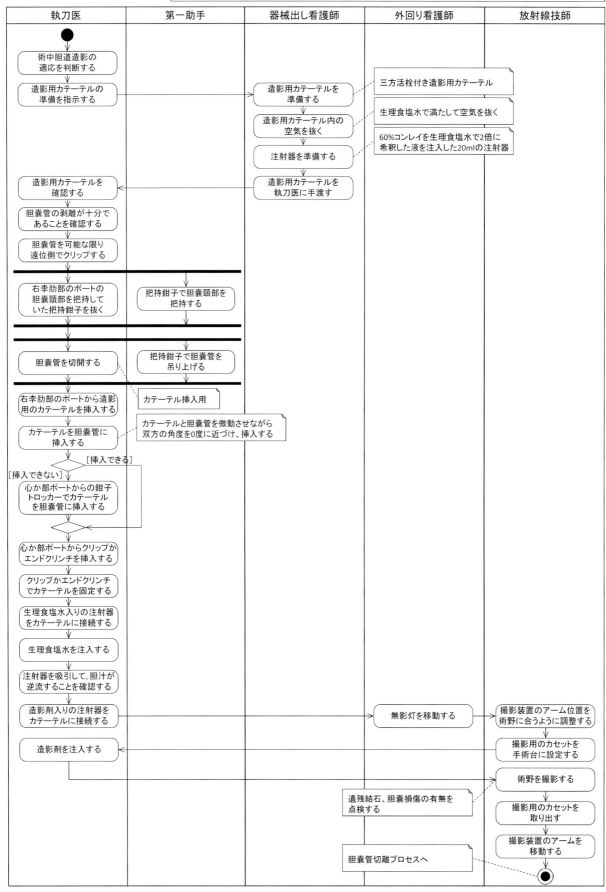

第4章　3術式の業務フローモデル

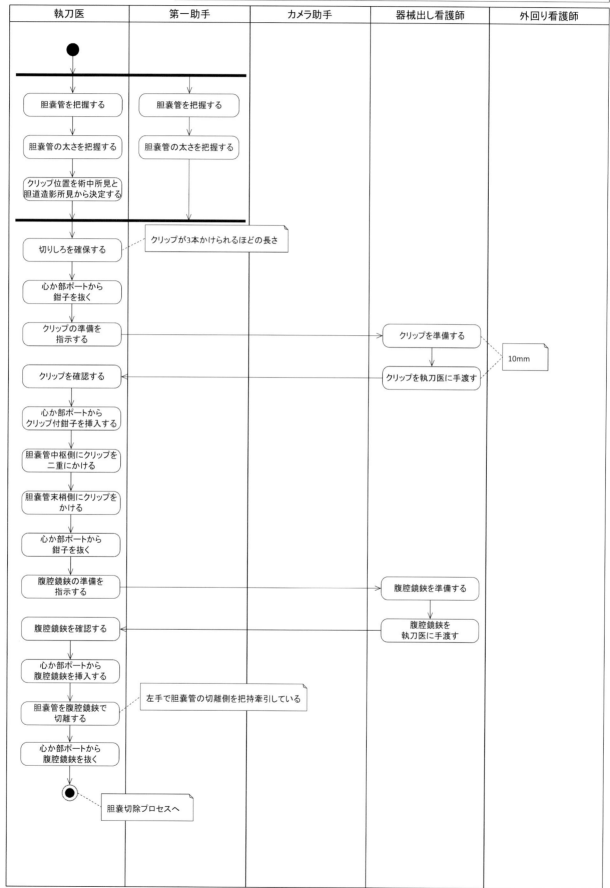

胆嚢切除プロセス

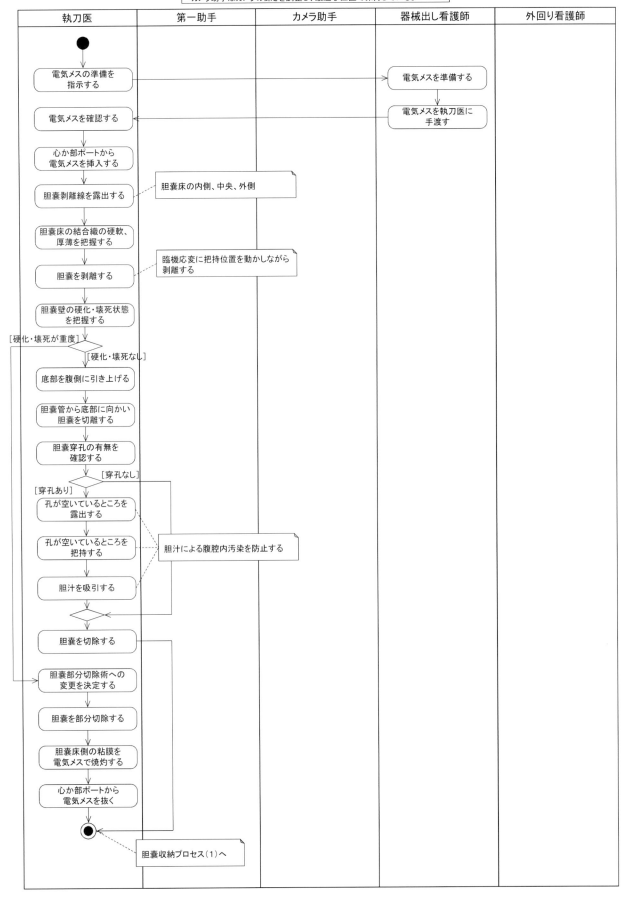

胆嚢収納プロセス（1）

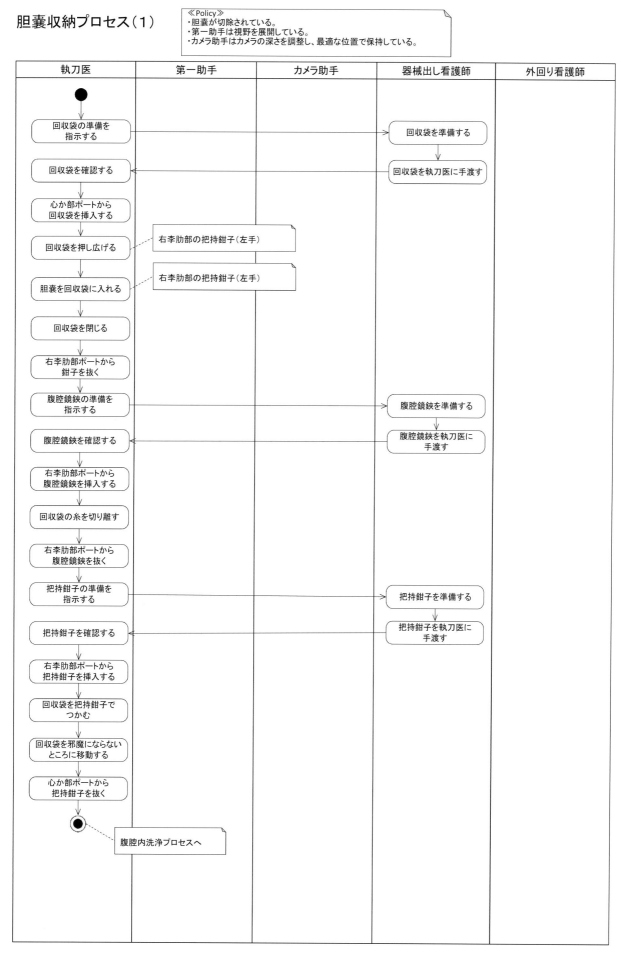

腹腔内洗浄プロセス

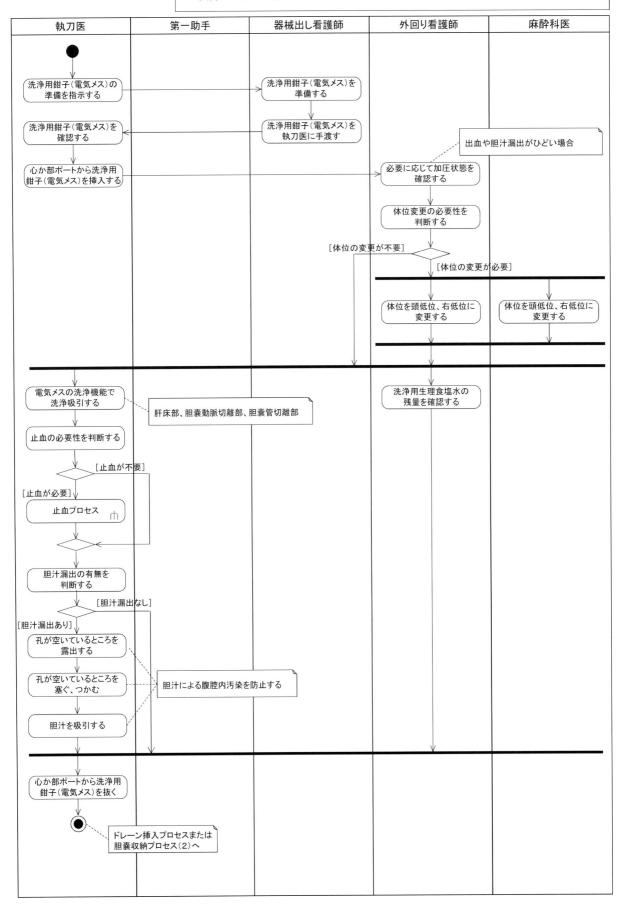

第4章 3術式の業務フローモデル

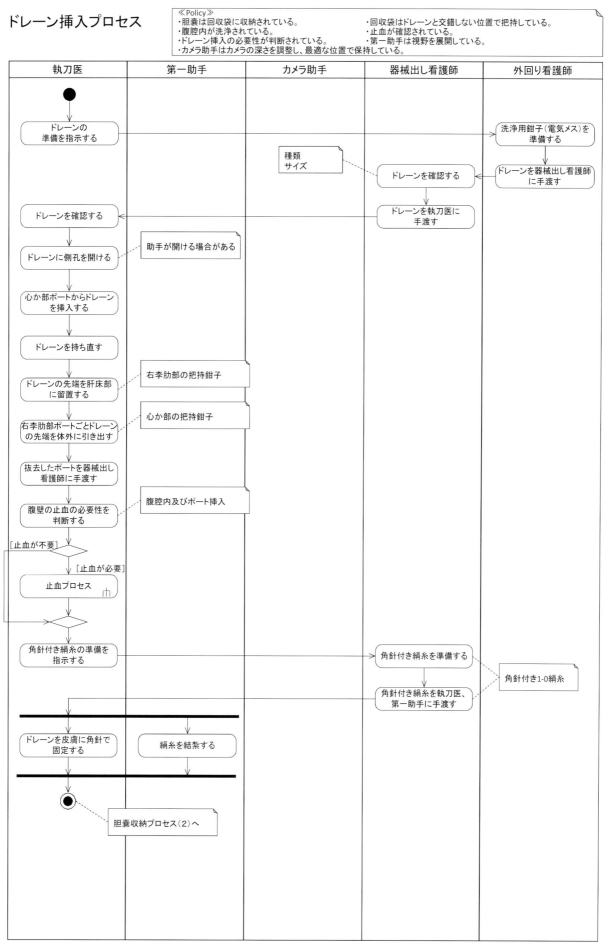

胆嚢収納プロセス（2）

≪Policy≫
・胆嚢は回収袋に収納されている。
・止血が確認されている。
・カメラ助手はカメラの深さを調整し、最適な位置で保持している。
・腹腔内が洗浄されている。
・必要に応じてドレーンが挿入されている。

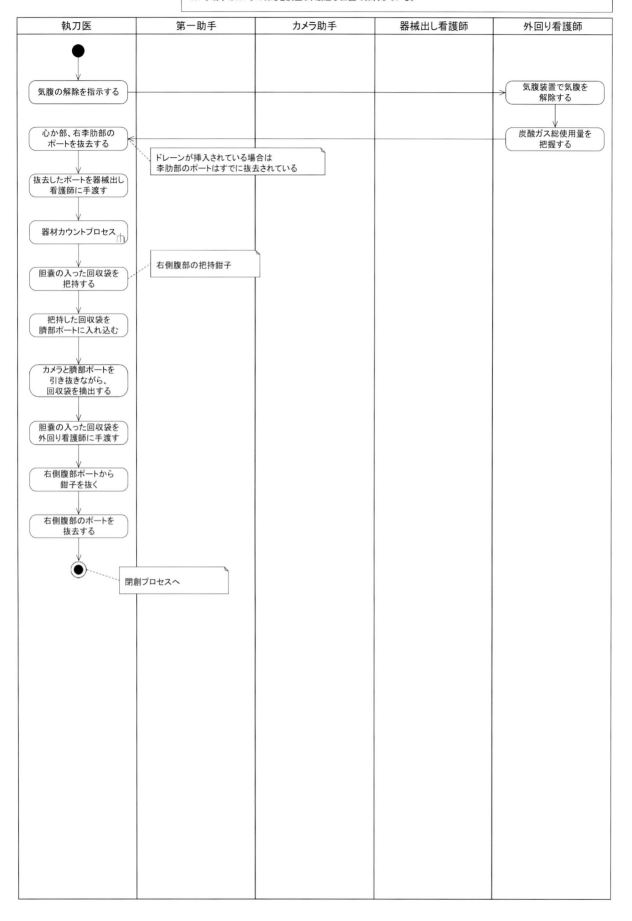

閉創プロセス

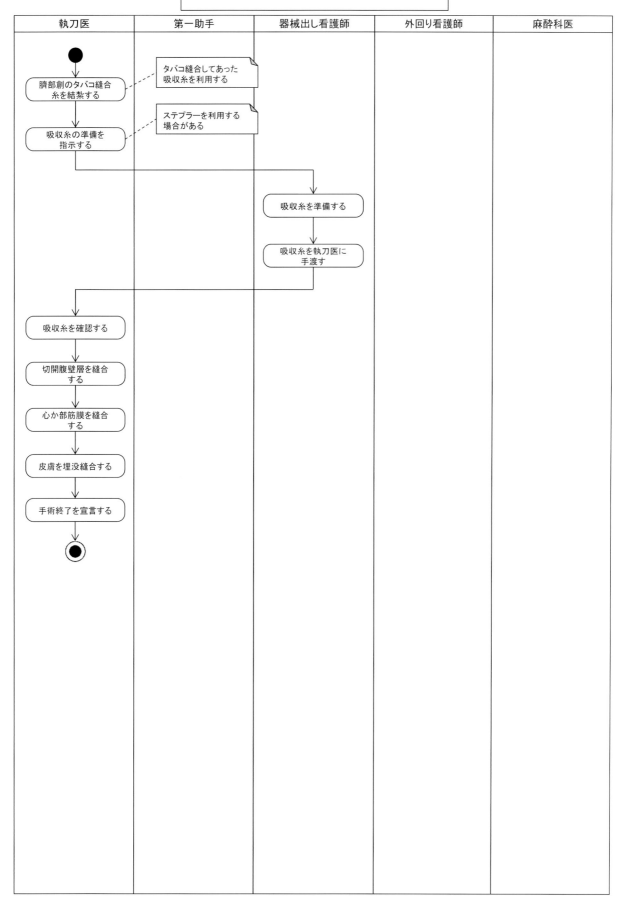

胆道修復プロセス

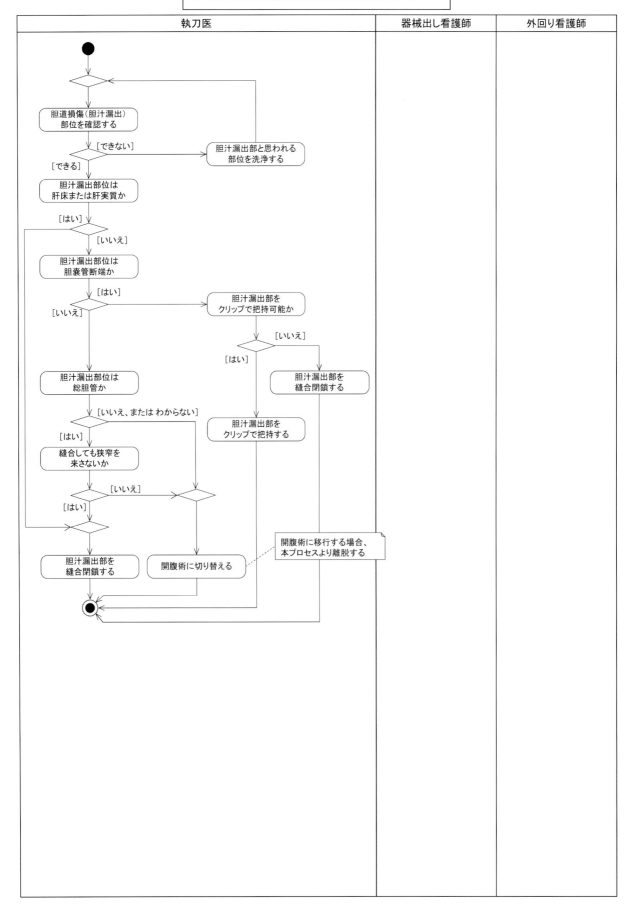

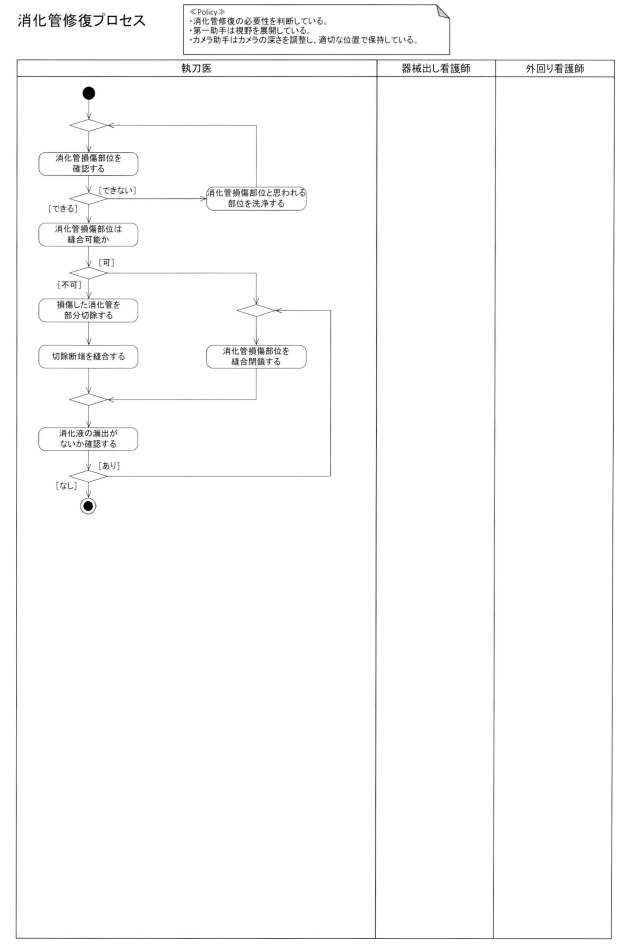

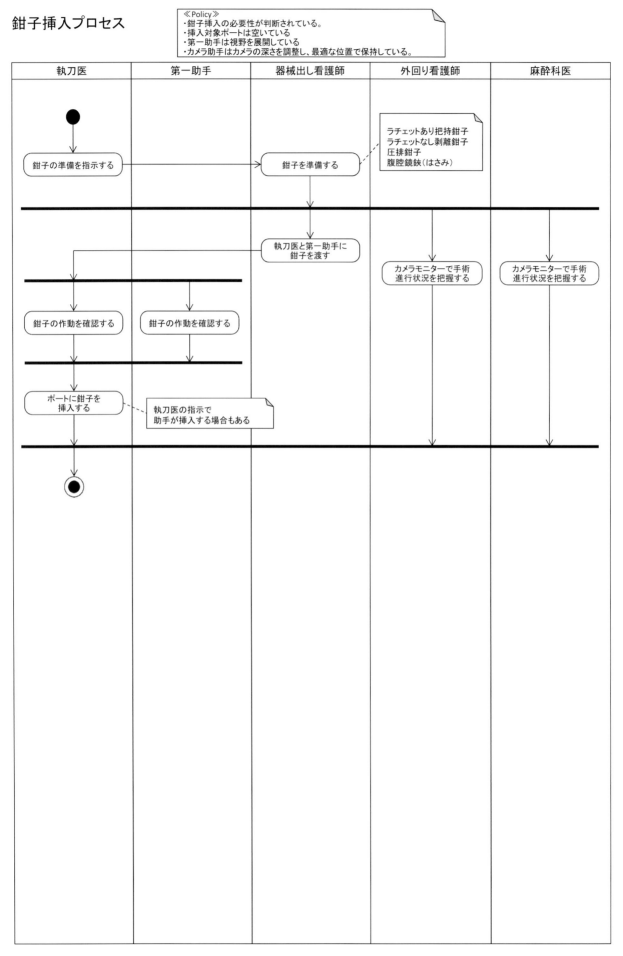

止血プロセス

≪Policy≫
・止血の必要性が判断されている
・第一助手は視野を展開している
・カメラ助手はカメラの深さを調整し、最適な位置で保持している。

※ 腹腔鏡下胆嚢摘出術固有プロセス

執刀医	器械出し看護師	外回り看護師

出血部位を確認する

血液がカメラに付着して、視野が確保できない場合は、カメラを抜いて洗浄する

[大出血で出血部位を確認できない]
[出血部位を確認できる]

動脈性出血かどうかを判断する

[動脈性出血でない]
[動脈性出血]

出血している血管を露出する

[露出できない]
[露出できる]

出血部位を確認する

[腹壁からの出血]　[腹腔内からの出血]

出血部位を結紮する

血管クリップの準備を指示する

指示されたクリップを器械出し看護師に渡す

クリップの作動を確認する

クリップを執刀医に手渡す

5mmまたは10mm

クリップの作動を確認する

心か部ポートからクリップ付き鉗子を挿入する

出血部またはその中枢側にクリップをかける

必要に応じて電気凝固で止血する

微小血管の場合など

必要に応じて圧迫止血する

胆嚢床からの出血で電気メスで止血できない場合など

[出血コントロール可能]
[出血コントロール不能]

開腹術への移行を周囲に伝える

癒着確認プロセス

≪Policy≫
・臍部にポートが挿入され、固定されている。
・適切な腹腔内圧が維持されている。
・カメラが臍部ポートに挿入され、カメラモニターに映像が映し出されている
・カメラ助手はカメラの深さを調整し、最適な位置で保持している。

執刀医	第一助手	器械出し看護師	外回り看護師	麻酔医
癒着の有無を把握する				
ポート挿入予定部位の癒着の有無を確認する				
ポートが安全に挿入できることを判断する	・心か部 ・右側腹部 ・右李肋部			
癒着の程度を判断する				
対象部位が剥離可能かどうかを判断する				
対象部位の露出が可能かどうか判断する				
術式変更の可能性を判断する				
術式続行か開腹術移行かを周囲に伝える				

第4章 3術式の業務フローモデル

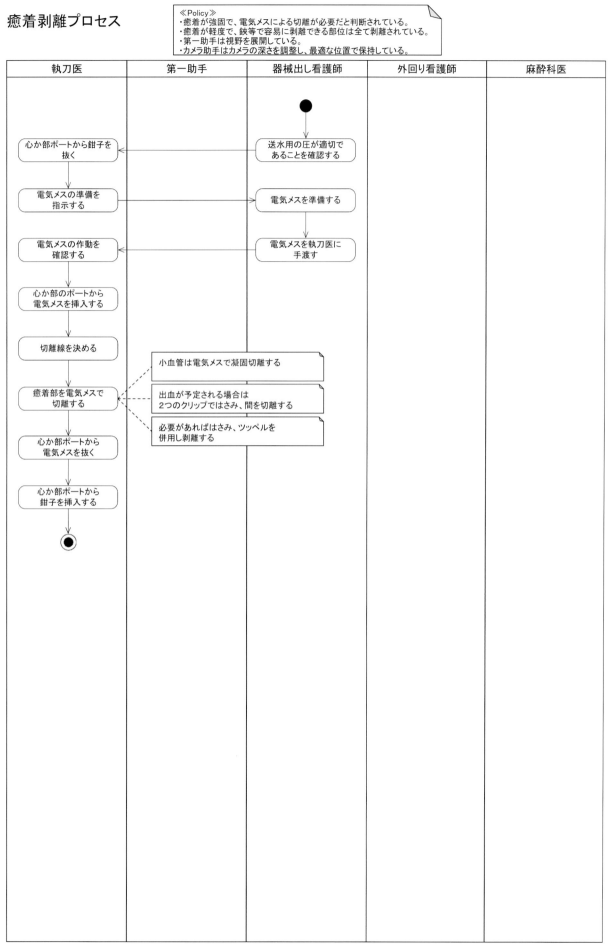

4.4 幽門側胃切除術 固有プロセス

　下表に示す幽門側胃切除術35プロセスのうち，共通プロセス（背景が■色）を除く，固有15プロセスのアクティビティ図を示す．

表4.5　幽門側胃切除術プロセス一覧表

No.	プロセス名
1	手術申込プロセス
2	手術室・設備確定プロセス
3	手術計画プロセス
4	術前訪問プロセス
5	手術要員確定プロセス
6	薬剤請求プロセス
7	物品請求プロセス
8	手術室準備プロセス
9	患者入室プロセス
10	全身麻酔導入プロセス
11	麻酔導入後準備プロセス
12	手術開始プロセス
13	開腹プロセス
14	腹腔内検索プロセス
15	網嚢切除プロセス
16	十二指腸授動・郭清プロセス
17	幽門下部郭清プロセス
18	幽門上部郭清プロセス
19	十二指腸切離プロセス
20	固有肝動脈・総肝動脈周囲郭清プロセス

No.	プロセス名
21	脾動脈・左胃動脈周囲郭清プロセス
22	胃切離プロセス
23	断端癌遺残確認プロセス
24	残胃・十二指腸断端処理プロセス
25	胃・十二指腸吻合準備プロセス
26	胃・十二指腸吻合プロセス
27	閉腹プロセス
28	術中の危機的出血対応プロセス
29	手術実施（検査対応）プロセス
30	止血プロセス
31	器材カウントプロセス
32	手術実施後プロセス
33	全身麻酔覚醒プロセス
34	手術室退室プロセス
35	術後訪問プロセス

※　■■■■は共通プロセス

第4章 3術式の業務フローモデル

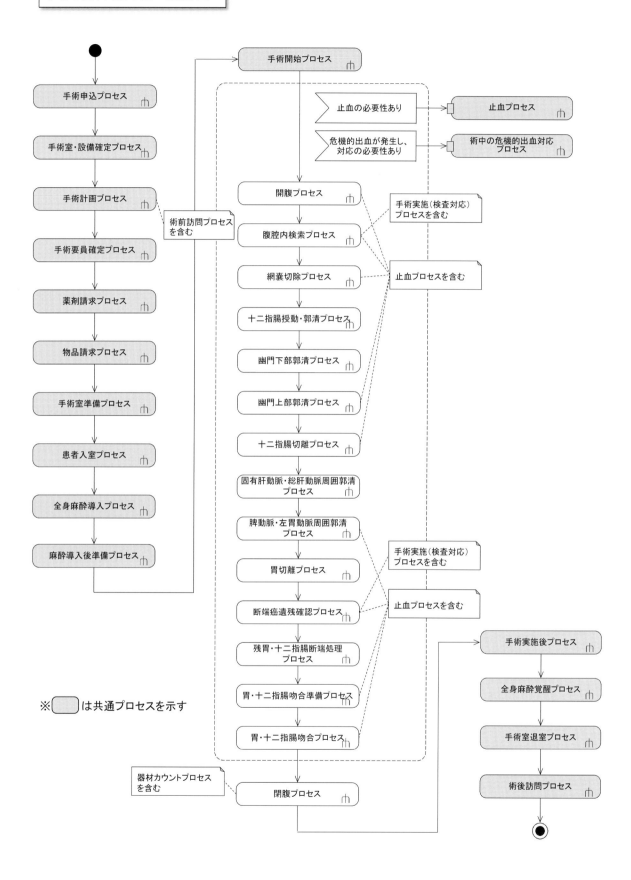

77

開腹プロセス

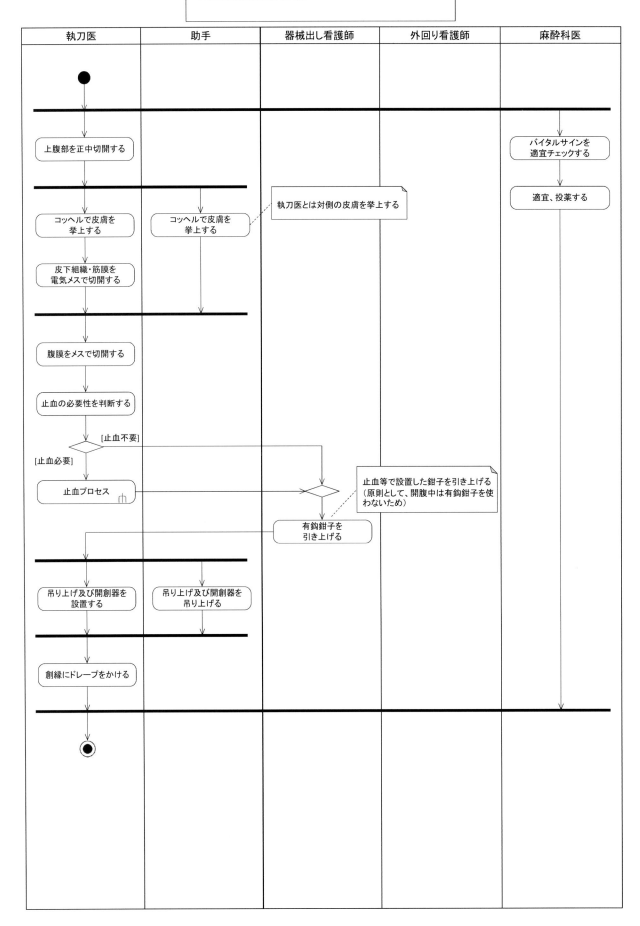

78

第4章 3術式の業務フローモデル

腹腔内検索プロセス

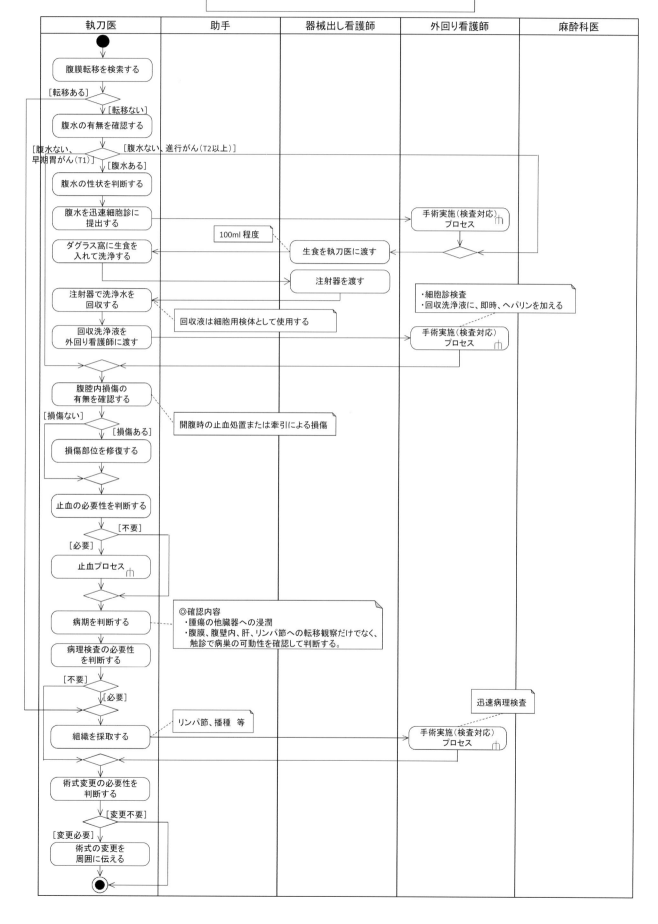

網囊切除プロセス

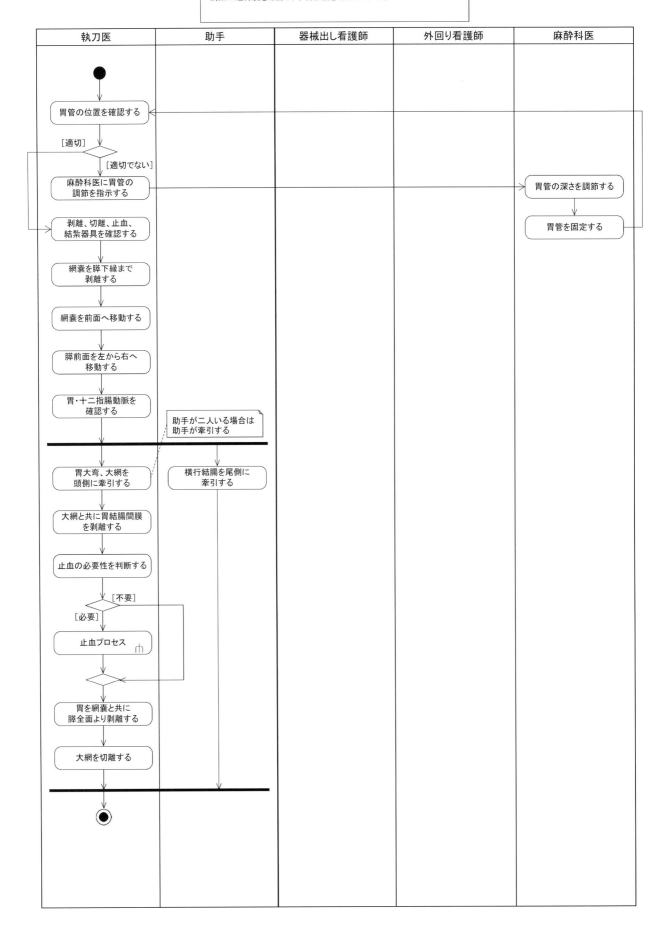

十二指腸授動・郭清プロセス

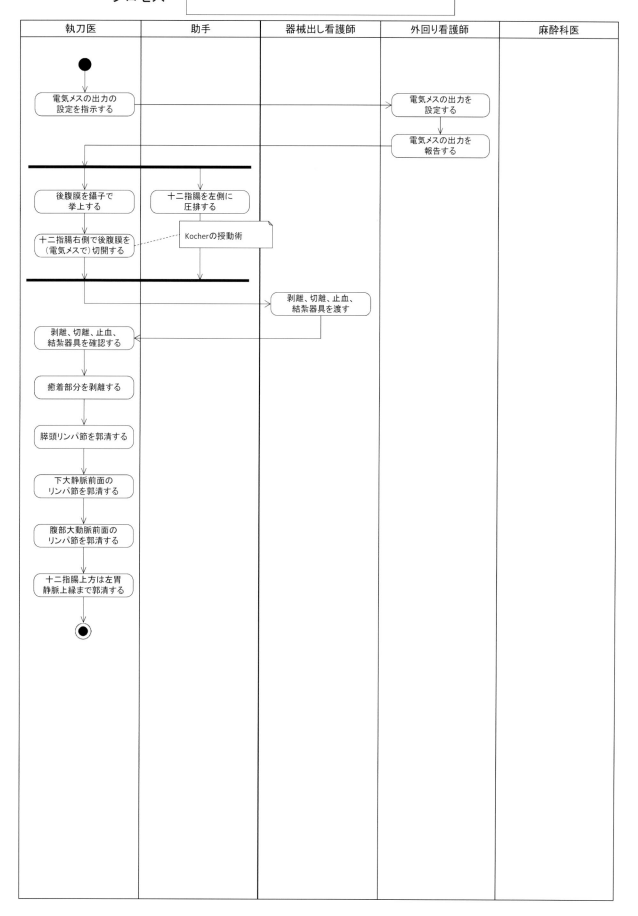

幽門下部郭清プロセス

≪Policy≫
・病巣の進行度が確認されている。
・網嚢が切除されている。
・十二指腸が授動されている。

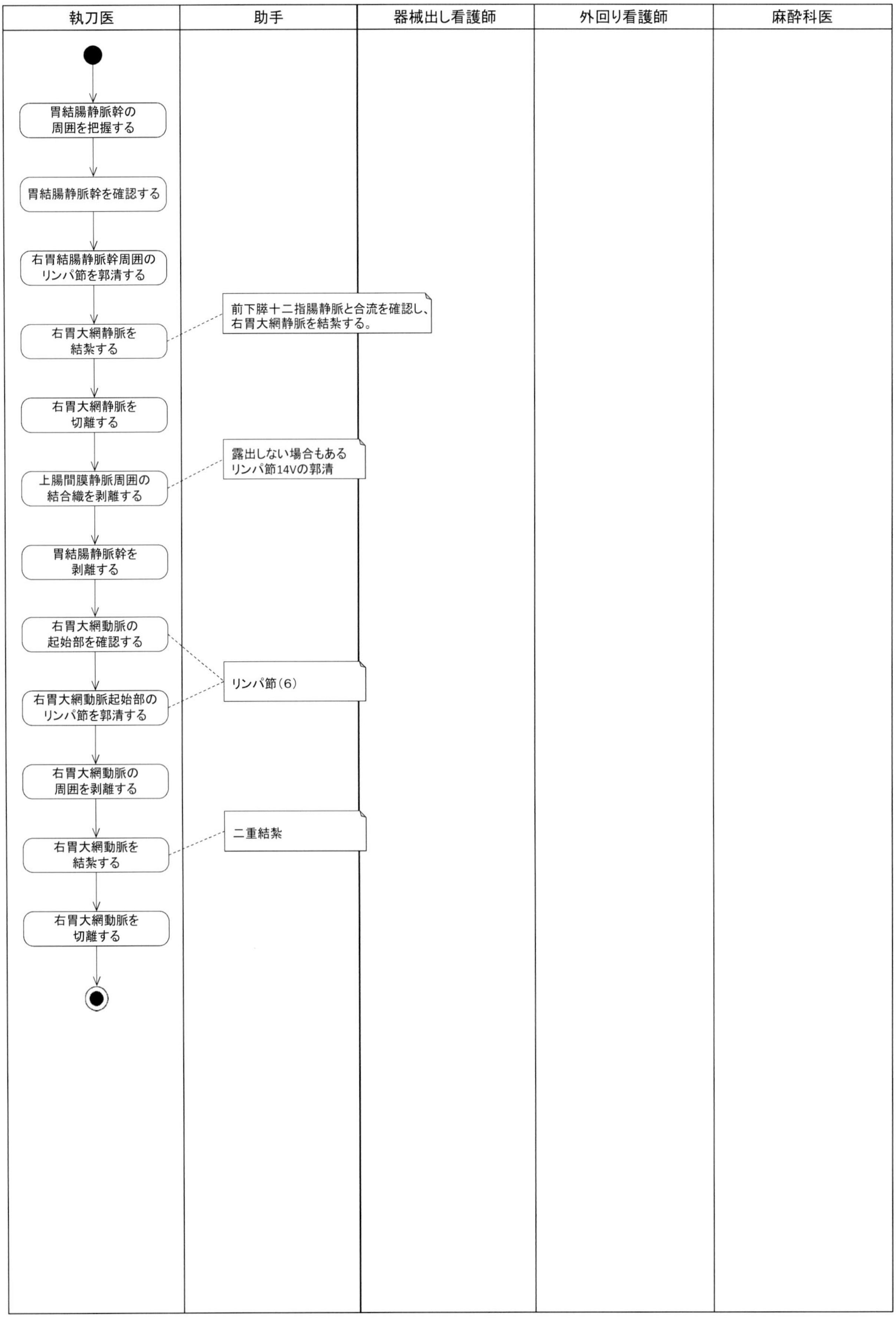

執刀医	助手	器械出し看護師	外回り看護師	麻酔科医

執刀医

● (開始)

胃結腸静脈幹の周囲を把握する

↓

胃結腸静脈幹を確認する

↓

右胃結腸静脈幹周囲のリンパ節を郭清する

↓

右胃大網静脈を結紮する —— 前下膵十二指腸静脈と合流を確認し、右胃大網静脈を結紮する。

↓

右胃大網静脈を切離する

↓

上腸間膜静脈周囲の結合織を剥離する —— 露出しない場合もある リンパ節14Vの郭清

↓

胃結腸静脈幹を剥離する

↓

右胃大網動脈の起始部を確認する

↓

右胃大網動脈起始部のリンパ節を郭清する —— リンパ節（6）

↓

右胃大網動脈の周囲を剥離する

↓

右胃大網動脈を結紮する —— 二重結紮

↓

右胃大網動脈を切離する

↓

◉ (終了)

第4章　3術式の業務フローモデル

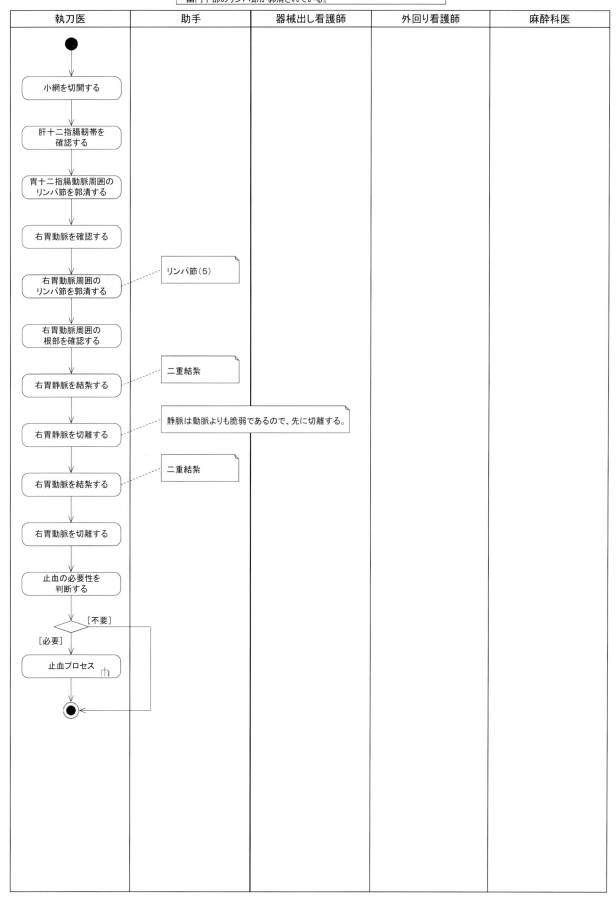

十二指腸切離プロセス

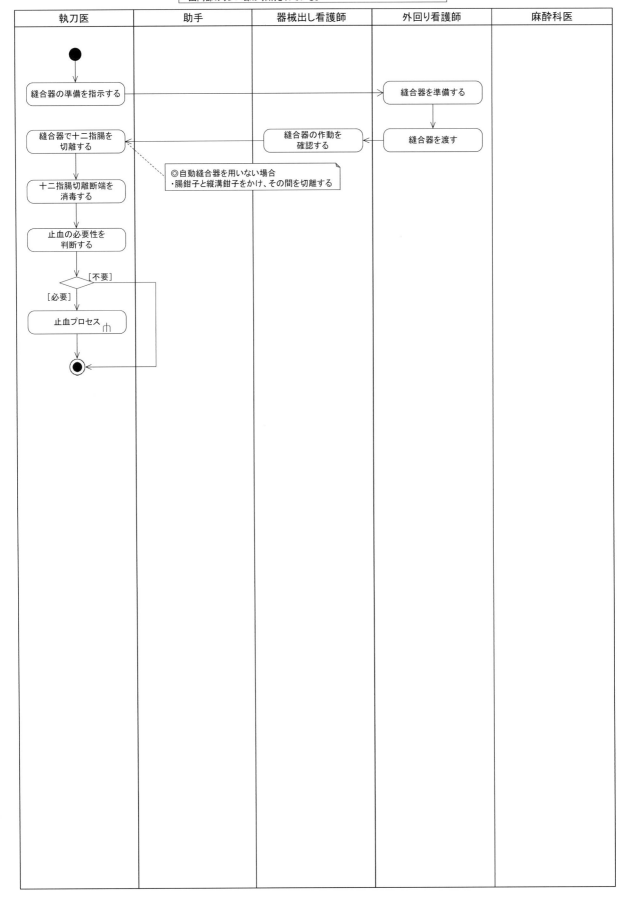

第4章　3術式の業務フローモデル

固有肝動脈・総肝動脈周囲郭清プロセス

≪Policy≫
・病巣の進行度が確認されている。
・網嚢が切除されている。
・幽門部のリンパ節が郭清されている。
・十二指腸が切離されている。

細い動静脈から出血しやすいため、出血する前に結紮しておく。(出血してから糸針をかけても止血困難である)

執刀医	助手	器械出し看護師	外回り看護師	麻酔科医
●				
固有肝動脈周囲のリンパ節を郭清する	リンパ節(12)			
膵上縁から総肝動脈周囲のリンパ節を郭清する	リンパ節(8a)			
固有肝動脈を肝門部に向かって露出する				
◉				

85

脾動脈・左胃動脈周囲郭清プロセス

≪Policy≫
・病巣の進行度を確認している。
・幽門部のリンパ節を郭清している。
・固有肝動脈と総肝動脈周囲のリンパ節を郭清している。
・網嚢を切除している。
・十二指腸を切離している。

執刀医	助手	器械出し看護師	外回り看護師	麻酔科医

助手（開始）
- 胃を挙上する
- 膵臓を尾側に牽引する ← 左胃動脈の立ち上がりを確認する
- 二重結紮 ← 左胃静脈を結紮する
- 左胃静脈（胃環状静脈）の走行はバリエーションがあるので注意する … 左胃静脈を切離する
- リンパ節（7）。必要に応じて腹膜動脈周囲リンパ節（9）を郭清する … 左胃動脈周囲のリンパ節を郭清する
- 二重結紮 ← 左胃動脈を結紮する
- 左肝動脈が左胃動脈から分岐していることがあるので注意する … 左胃動脈を切離する
- リンパ節（11） … 脾動脈周囲リンパ節を郭清する
- 後胃動脈まで郭清する
- 左肝動脈が左胃動脈から分岐していることがあるので注意する … 肝床付着部で小網を切離する
- リンパ節（1） … 食道裂孔右側からリンパ節を郭清する
- リンパ節（3） … 尾側小弯に向かってリンパ節を郭清する
- 前壁、後壁から走行している … 小弯に流入する血管を分けて結紮する

執刀医
- 左胃動脈の立ち上がりを確認する
- 左胃静脈を結紮する
- 左胃静脈を切離する
- 左胃動脈周囲のリンパ節を郭清する
- 左胃動脈を結紮する
- 左胃動脈を切離する
- 脾動脈周囲リンパ節を郭清する
- 肝床付着部で小網を切離する
- 食道裂孔右側からリンパ節を郭清する
- 尾側小弯に向かってリンパ節を郭清する
- 小弯に流入する血管を分けて結紮する
- 小弯に流入する血管を切離する
- 小弯側切離線を決定する
- 止血の必要性を判断する
  - ［必要］ → 止血プロセス
  - ［不要］
- リンパ液漏出があれば止める
- 脾外側後方に柄付ガーゼまたは大ガーゼを入れる … 大網切離前の脾臓損傷防止のため
- 周囲臓器から胃・大網・横行結腸間膜前葉を剥離する
- 脾下極、脾門内側を郭清する … リンパ節（10）
- 脾臓の損傷有無を確認する
  - ［有］ → 止血プロセス
  - ［無］
- 胃の大弯の左側を郭清する … リンパ節（4sb）
- 左胃大網動静脈を結紮する … 二重結紮
- 左胃大網動静脈を切離する
- 大弯側の切離予定部を決定する
- （終了）

胃切離プロセス

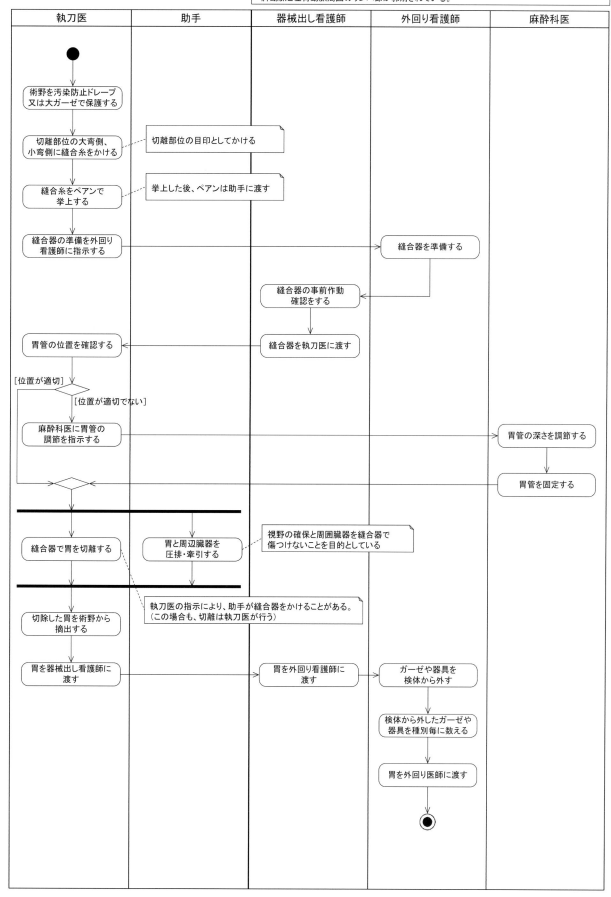

断端癌遺残確認プロセス

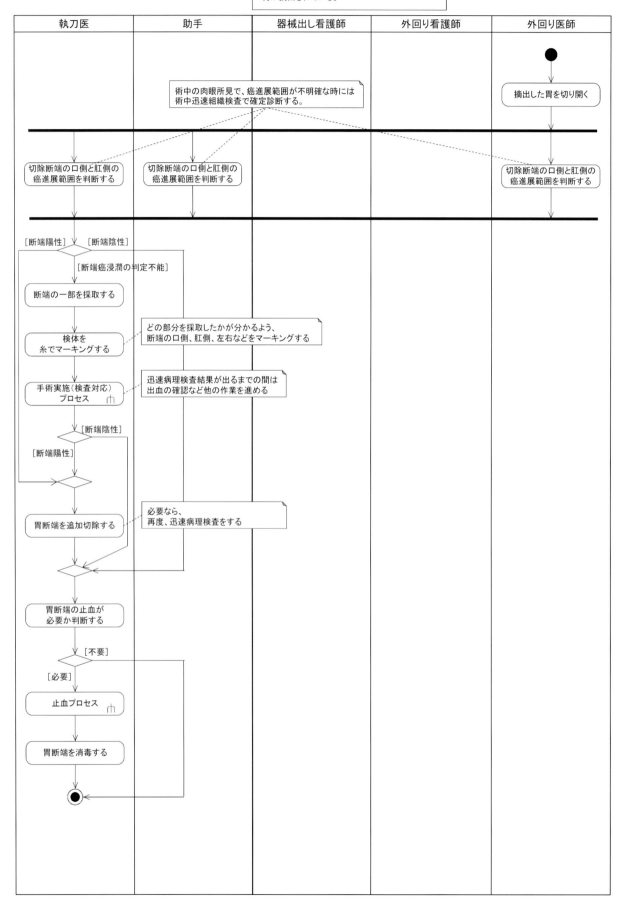

残胃・十二指腸断端処理プロセス

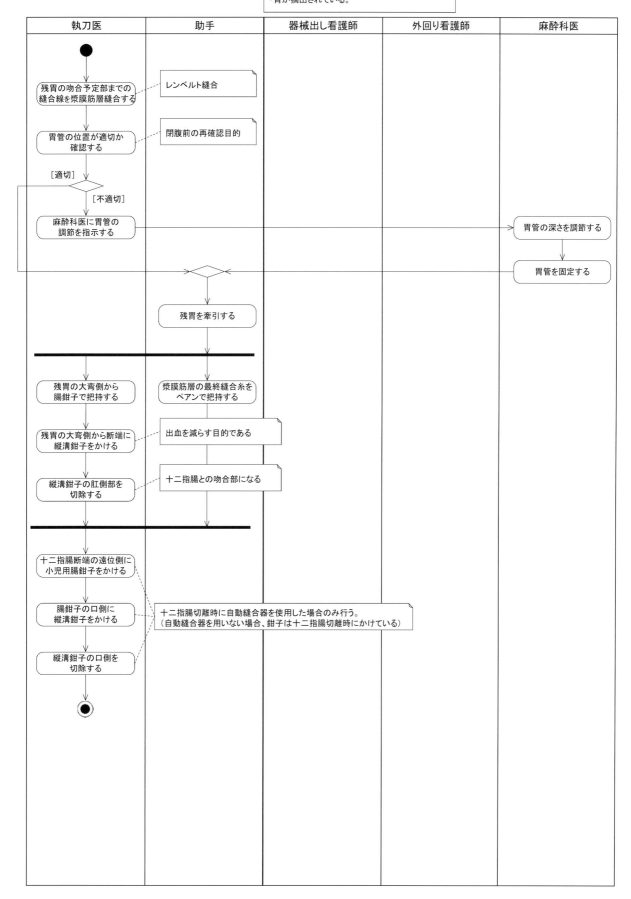

胃・十二指腸吻合準備プロセス

≪Policy≫
・残胃と十二指腸断端の処理が済んでいる。

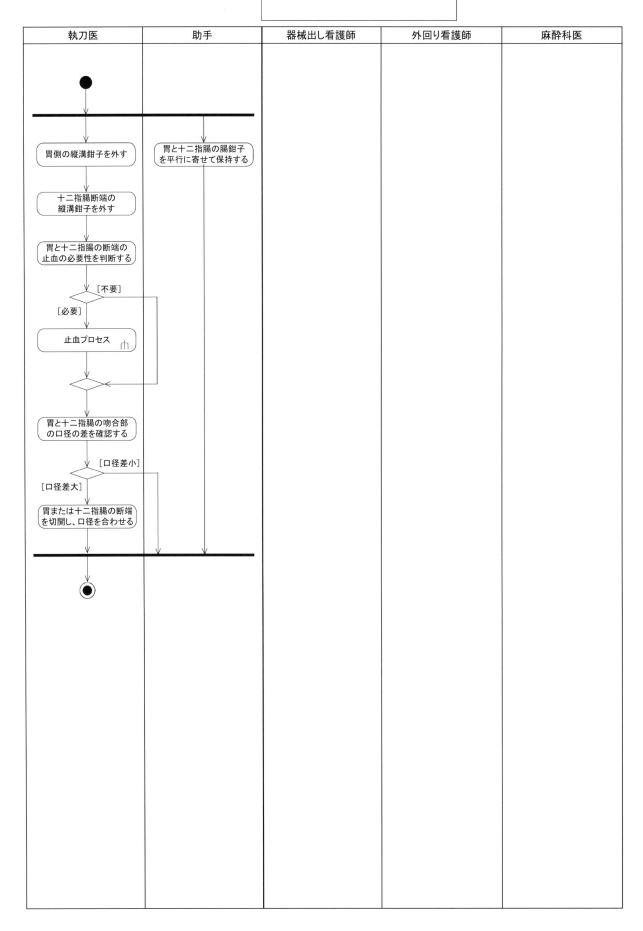

第4章 3術式の業務フローモデル

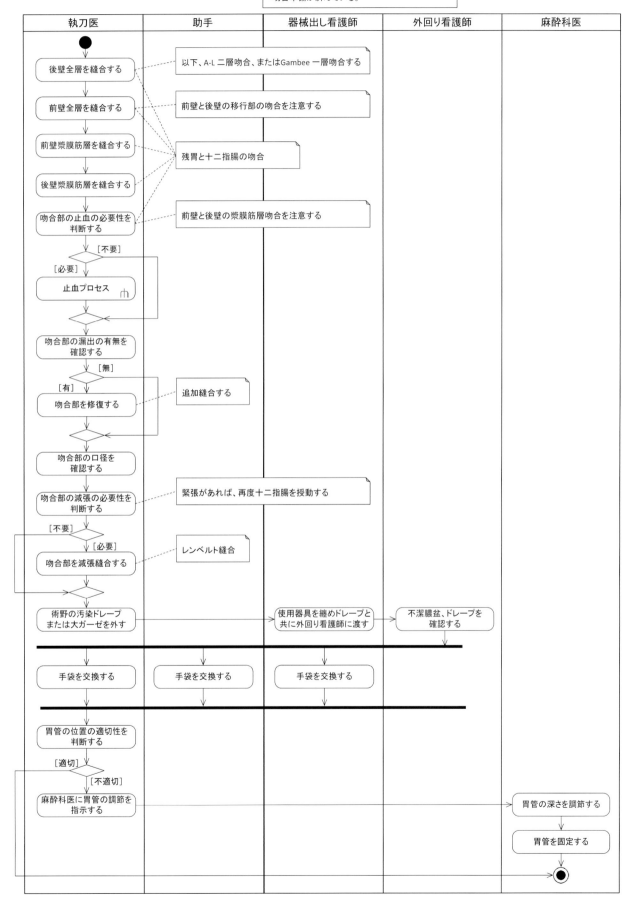

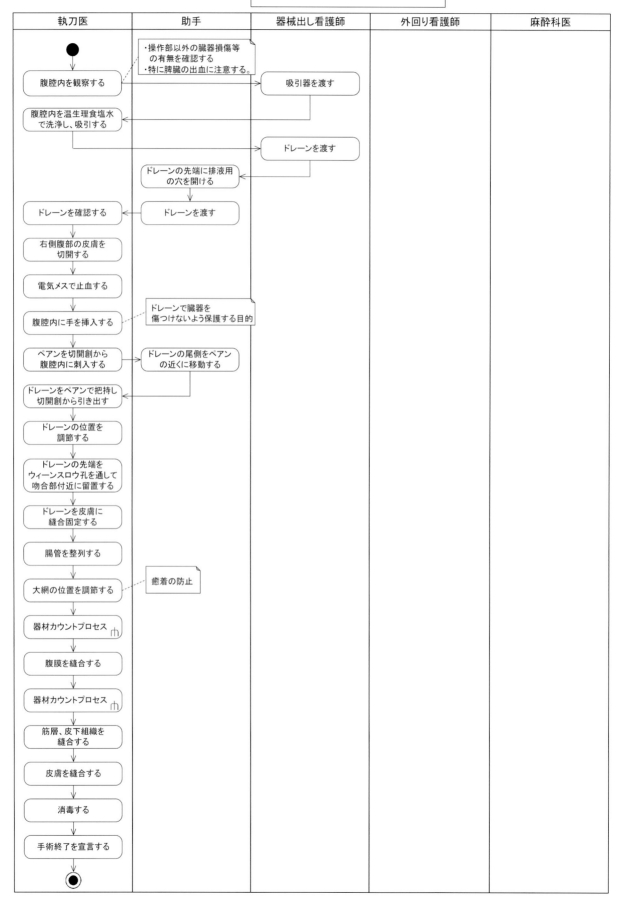

4.5 緊急帝王切開術 固有プロセス

　下表に示す緊急帝王切開術19プロセスのうち，共通プロセス（背景が███色）を除く，固有10プロセスのアクティビティ図を示す．

表4.6　緊急帝王切開術プロセス一覧表

No.	プロセス名
1	患者緊急受入プロセス
2	消毒・ドレーピングプロセス
3	全身麻酔導入プロセス
4	手術開始プロセス
5	開腹プロセス
6	児娩出プロセス
7	胎盤娩出プロセス
8	閉腹プロセス
9	術中の危機的出血対応プロセス
10	術中の危機的出血対応プロセス(麻酔科医)
11	輸液・輸血実施プロセス
12	子宮全摘出プロセス
13	手術実施（検査対応）プロセス
14	止血プロセス
15	器材カウントプロセス
16	手術実施後プロセス
17	全身麻酔覚醒プロセス
18	手術室退室プロセス
19	術後訪問プロセス

※ ███ は共通プロセス

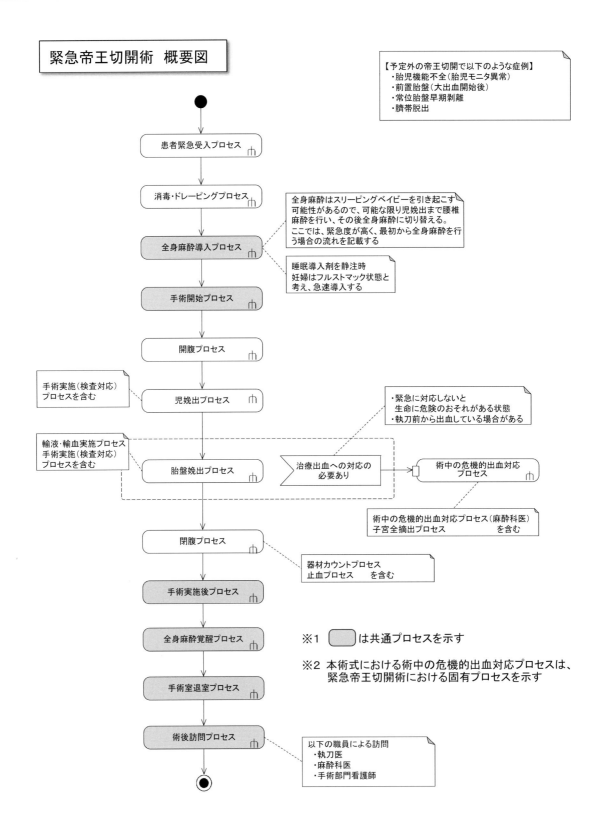

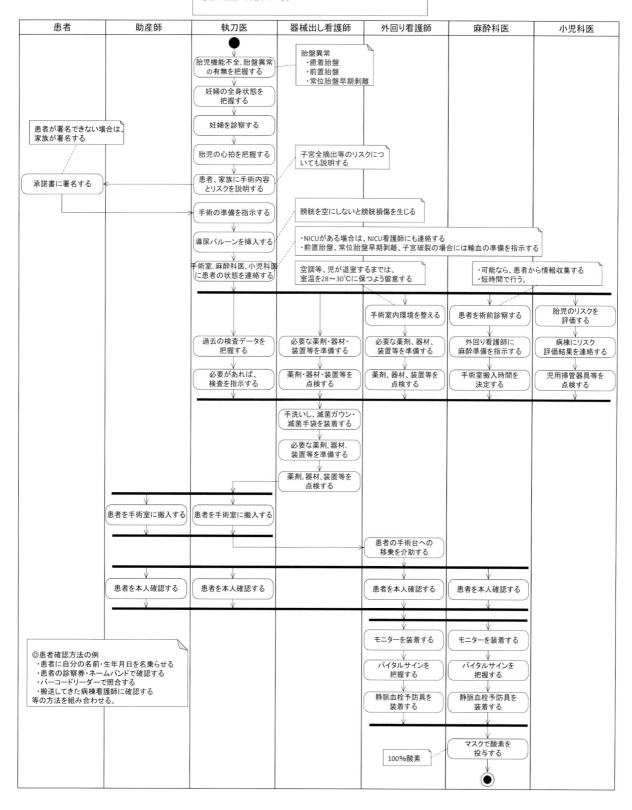

消毒・ドレーピングプロセス

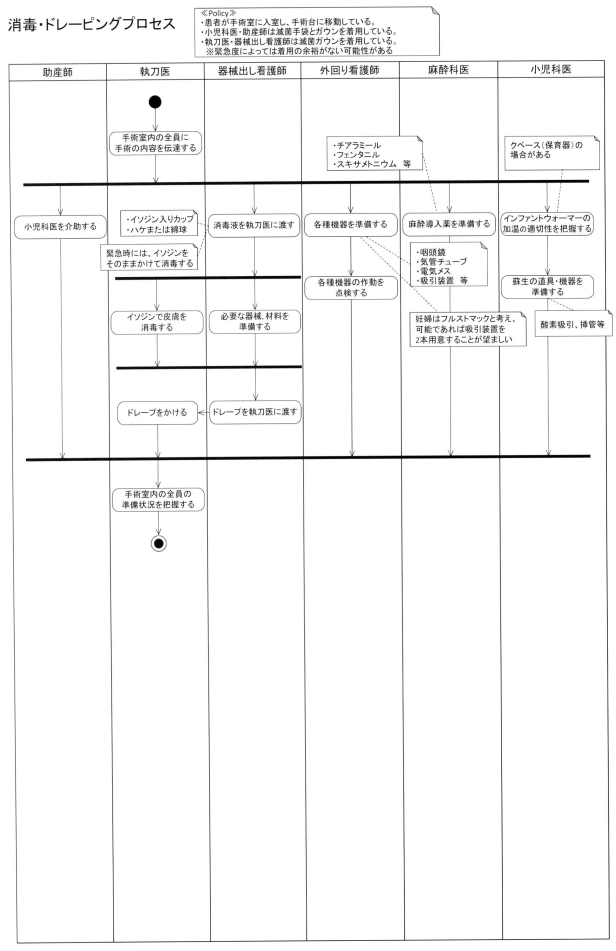

第4章　3術式の業務フローモデル

開腹プロセス

≪Policy≫
・患者の麻酔の導入が済んでいる。
・手術の開始が宣言されている。

執刀医	助手	器械出し看護師	外回り看護師	麻酔科医	小児科医

- 皮膚を切開する
- 皮下、脂肪組織を切開する
- 必要なら止血する
- 筋膜を切開する
- 腹直筋を剥離する
- 腹膜を切開する
- 子宮下部を露出する
- 膀胱子宮窩腹膜を横切開する
- 膀胱と子宮壁を剥離する

（助手欄の注釈）
・電気メスの凝血止血
・ペアン、圧迫止血

電気メスを利用する場合、メス先の凝血を除去する

下腹部を横切開する場合、膀胱損傷のリスクがある

（麻酔科医欄）
- 患者のバイタル、状態を観察する
- 麻酔薬の量を調整する

（小児科医欄の注釈）
緊急手術では嘔吐に注意する

胎盤を通して児に麻酔がかかることがあるため、児娩出までは浅い麻酔を心がける

97

児娩出プロセス

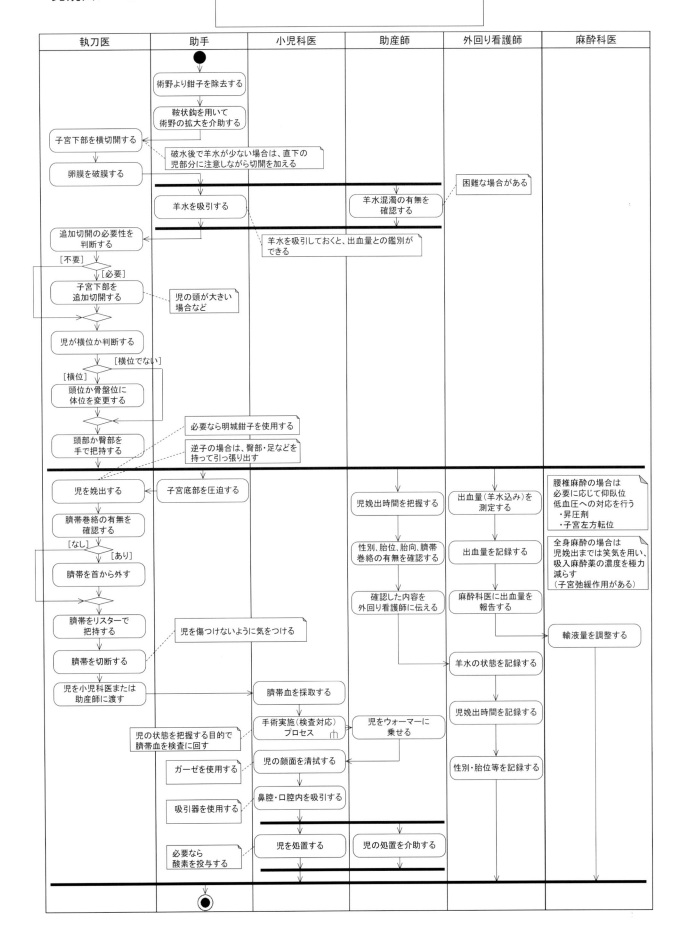

98

第4章 3術式の業務フローモデル

胎盤娩出プロセス

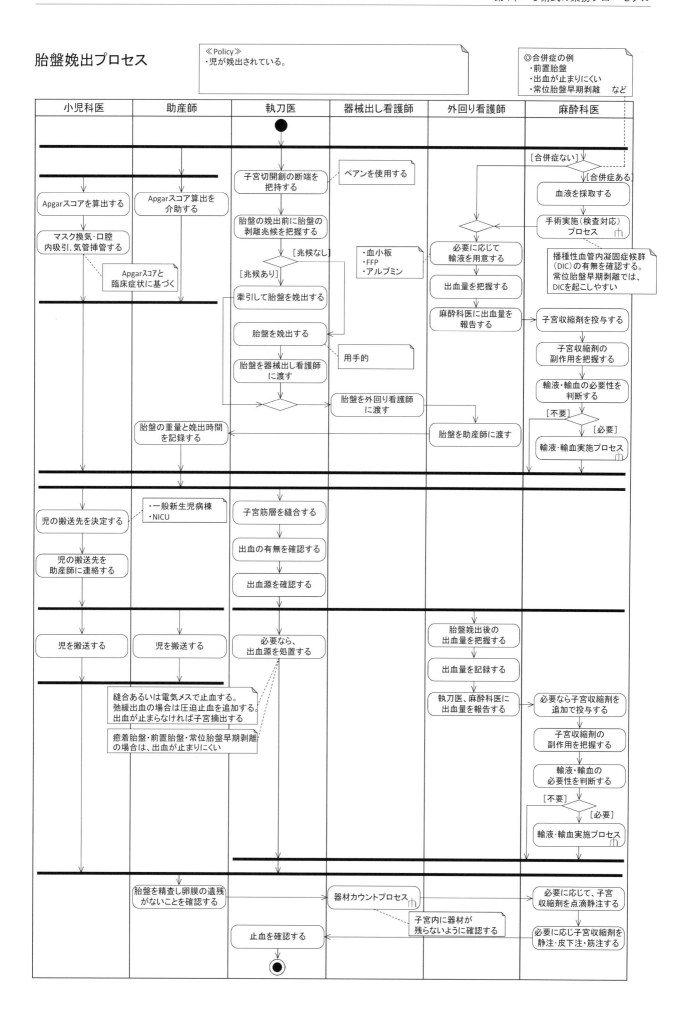

99

閉腹プロセス

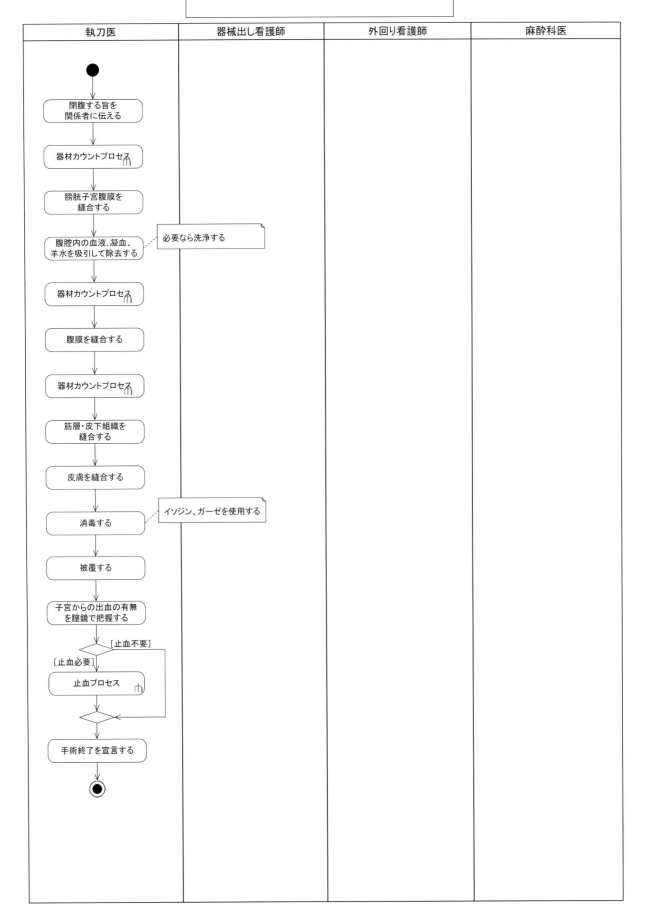

術中の危機的出血対応プロセス

※ 緊急帝王切開術固有プロセス

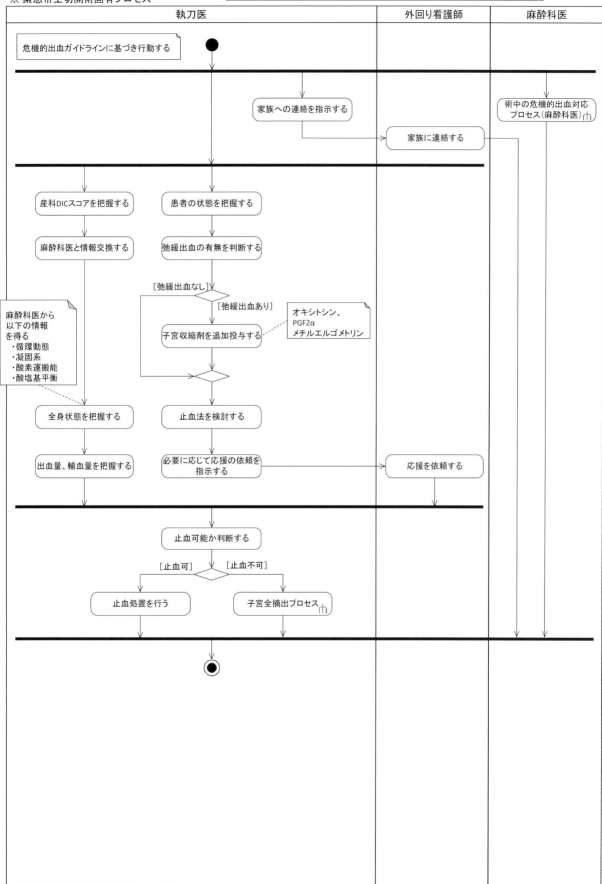

術中の危機的出血対応プロセス（麻酔科医）

※ 緊急帝王切開術固有プロセス

≪Policy≫
・患者に危険的出血が起きている（緊急に対応しないと生命に危険の恐れがある状態）。
・大出血に備え、あらかじめ準備を済ませている（輸液・血液製剤の準備が済んでいる）。

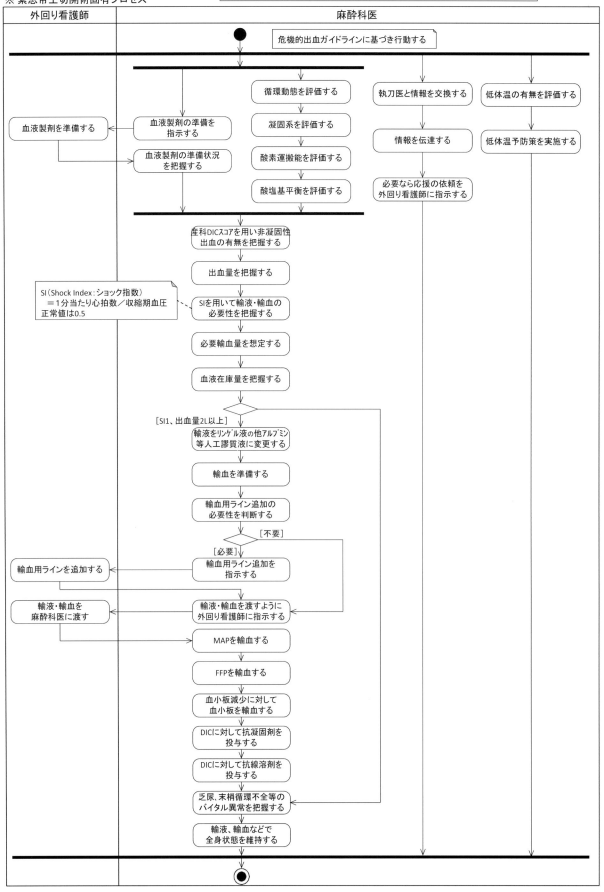

輸液・輸血実施プロセス

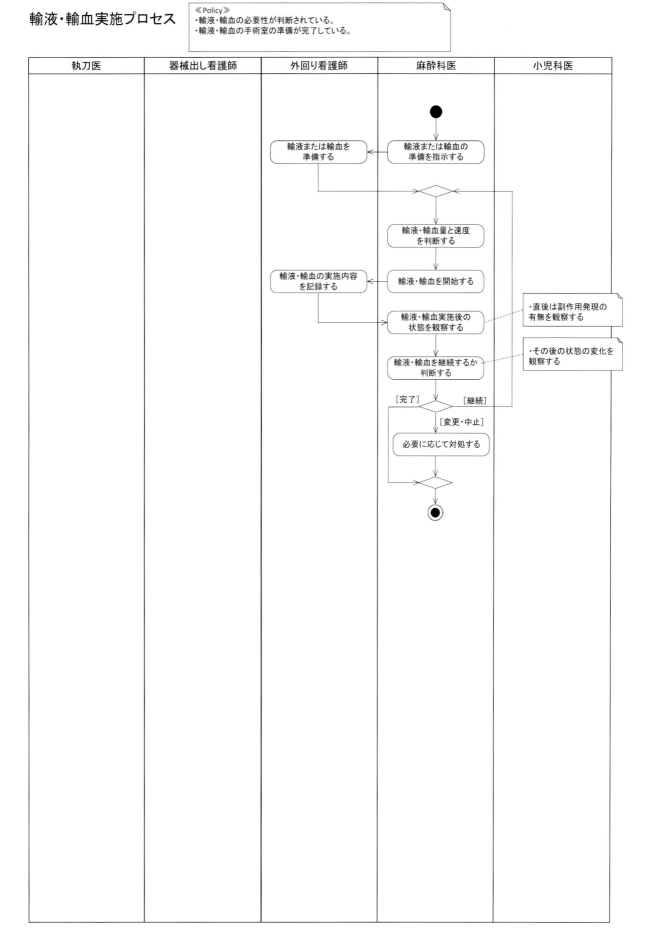

子宮全摘出プロセス

≪Policy≫
・執刀医が、止血困難で子宮全摘出術が必要であると判断している。
・児は娩出している。

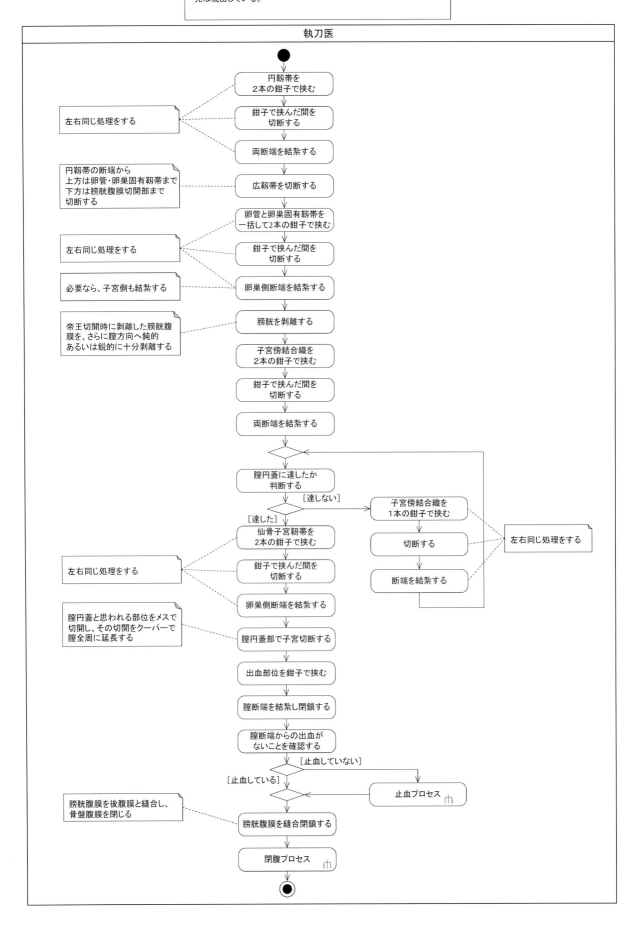

おわりに

　これまで，筆者は診療所の電子カルテや，中規模に対する病院情報システムの企画・販売・医療機関への導入に携わってきた．この中では，会計につながる診療情報や，カルテに記載される診察や治療計画・治療方針に関する情報の入力・伝達・加工・記録・閲覧など，さまざまな情報とその利活用手段を扱い，併せてその業務フローモデルの開発を行ってきた．

　しかし，手術は，手術室という極めて専門性の高い閉じた空間において行われ，その業務フローモデルはその限られた空間で繰り広げられる行為やコミュニケーションを扱うものである．したがって，今回のように体系的に整理し，分析する機会はなかなか得ることができない．今回，このような分野の業務フローモデルの開発に携われたことは，永年医療分野の情報システムに関わってきたエンジニアとして大変幸運である．

　筆者らは，15年以上にわたり公益社団法人全日本病院協会に活動の場を提供していただき，病院の業務プロセスを研究し，業務の可視化や行為の分析を行ってきた．この成果は，同協会会員病院の質，および安全の向上を目指す活動において役立てていただいていると自負している．しかし，これらの病院関係者のみならず，手術室の中でじっくりと腰を据えて医療従事者の活動を分析することのできない医療情報システムエンジニアの皆さんにも大いに活用していただきたいと考えている．

　今回，貴重な手術業務における執刀のプロセスを提供していただいた外科医や産婦人科医の先生方，麻酔に関する知識を提供していただいた麻酔科医の先生方，これらの実践の場としての手術室の環境をご提供いただいた 公益財団法人東京都医療保健協会 練馬総合病院および病院関係者，そして，出版にあたりご尽力いただいた篠原出版新社に感謝申し上げたい．そして，これらの皆様の多大なるご協力の下で完成した本書が読者の皆様のお役に立てば幸いである．

医業経営コンサルタントLio's Planning
代表　成松　亮

参考文献
（業務フローに関係する図書）

1）飯田修平,成松亮編著:電子カルテと業務革新―医療情報システム構築における業務フローモデルの活用,篠原出版新社,2005.
2）飯田修平,飯塚悦功,棟近雅博監修:医療の質用語事典,日本規格協会,2005.
3）飯田修平,永井肇,長谷川友紀編著:病院情報システム導入の手引き,じほう,2007.
4）飯田修平（分担執筆）:新版品質保証ガイドブック,日科技連,2009.
5）飯田修平,柳川達生:RCAの基礎知識と活用事例第2版,日本規格協会,2011.
6）飯田修平:医療のTQMハンドブック運用・推進編　質重視の病院経営の実践,日本規格協会,2012.
7）飯田修平編著:医療信頼性工学,日本規格協会,2013.
8）飯田修平,柳川達生,金内幸子:FMEAの基礎知識と活用事例第3版,日本規格協会,2014.
9）飯田修平・長谷川友紀監訳:医療ITと安全（Health IT and Patient Safety: IOM Report 2011）,日本評論社,2014.
10）飯田修平編著:業務工程（フロー）図作成の基礎知識と活用事例,日本規格協会,2016.
11）飯田修平,　成松亮編著：業務フローモデルを用いた手術室業務の質保証―腹腔鏡下胆嚢摘出術の安全確保―,　篠原出版新社,2017
12）飯田修平,　成松亮編著：業務フローモデルを用いた薬剤業務の質保証―入院注射業務の比較・検討―,篠原出版新社,2017
13）飯田修平編著:特性要因図作成の基礎知識と活用事例,日本規格協会,2018.

研究組織

本研究を以下の組織・個人のご協力・ご支援によって行った.

・医療の質向上委員会

委　員　長　飯田　修平　公益社団法人全日本病院協会常任理事

公益財団法人東京都医療保健協会　練馬総合病院理事長・院長

医療の質向上研究所所長

副 委 員 長　永井　庸次　公益社団法人全日本病院協会常任理事

株式会社日立製作所　ひたちなか総合病院名誉院長

委　　　員　佐能　量雄　公益社団法人全日本病院協会常任理事

社会医療法人　光生病院理事長・院長

高橋　肇　公益社団法人全日本病院協会常任理事

社会医療法人　高橋病院理事長・院長

城賀本満登　社会医療法人社団　光仁会総合守谷第一病院院長

大田泰正　公益社団法人全日本病院協会理事

社会医療法人　祥和会脳神経センター大田記念病院理事長

森山　洋　社会医療法人　恵和会おびひろ呼吸器科内科病院組織統括事務長

特 別 委 員　長谷川友紀　東邦大学医学部　社会医学講座教授

担当副会長　神野　正博　公益社団法人全日本病院協会副会長

社会医療法人財団董仙会　理事長

美原　盤　公益社団法人全日本病院協会副会長

公益財団法人脳血管研究所附属　美原記念病院　院長

・医療の質向上委員会質保証プロジェクトメンバー

（上記委員に加え）

金内　幸子　公益財団法人東京都医療保健協会　練馬総合病院薬剤科科長

小谷野圭子　公益財団法人東京都医療保健協会　練馬総合病院質保証室室長

医療の質向上研究所研究員

成松　亮　Lio's Planning代表

長谷川英重　保健医療福祉情報システム工業会特別委員OMGアンバセダ

藤田　茂　東邦大学医学部　社会医学講座講師

渡邉　幸子　医療法人社団愛友会　上尾中央総合病院情報管理部医療安全管理課課長

・医療の質向上委員会質保証プロジェクト手術室業務ワーキンググループメンバー

成松　亮　　Lio's Planning代表

小谷野圭子　公益財団法人東京都医療保健協会　練馬総合病院質保証室室長
　　　　　　医療の質向上研究所研究員

栗原　直人　公益財団法人東京都医療保健協会　練馬総合病院副院長・外科科長
　　　　　　医療の質向上研究所研究員

田邊　清男　公益財団法人東京都医療保健協会　練馬総合病院産婦人科科長

竹内　晴彦　公益財団法人東京都医療保健協会　練馬総合病院麻酔科科長

西川　千春　公益財団法人東京都医療保健協会　練馬総合病院手術室看護主任

・業務フローモデル作成・改訂協力病院

公益財団法人東京都医療保健協会　練馬総合病院

業務フローモデルを用いた

手術室業務の質保証－2－
─腹腔鏡下胆嚢摘出術・幽門側胃切除術・緊急帝王切開術を例として─

定価（本体 3,500円 + 税）

2018年 3 月30日　第 1 版第 1 刷発行

編 著 者　飯田修平／成松　亮©
発 行 者　藤原　大
印 刷 所　ベクトル印刷株式会社

発 行 所　株式会社 篠原出版新社
〒113-0034　東京都文京区湯島2-4-9 MDビル
電話（03）3816-5311（代表）　郵便振替　00160-2-185375
E-mail: info@shinoharashinsha.co.jp

乱丁・落丁の際はお取り替えいたします。
本書の全部または一部を無断で複写複製（コピー）することは、著作権・出版権の侵害になることが
ありますのでご注意ください。
ISBN978-4-88412-514-1

Printed in Japan